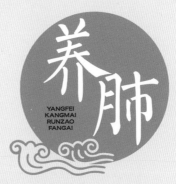

养肺

YANGFEI
KANGMAI
RUNZAO
FANGAI

——抗霾润燥防癌

李祥文　顾　勇　主编

U0212061

化学工业出版社

·北京·

雾霾这个词，以前是陌生的，现在则是恐惧的。每每雾霾肆虐以后，我们才惊觉：似乎已经很久没有保养过肺！那么，还犹豫什么呢？请立即翻阅《养肺——抗霾润燥防癌》一书。书中不仅揭示了日常生活中伤肺的众多因素，提示了肺脏求救的各种信号，还提供了众多简单有效的养肺方法，如食疗、运动及其他生活细节等，最后书中还对孩子、老人、驾车族等几类人群的肺部养护给予了特别关注。

本书脉络清晰，语言简洁，内容全面，集知识性、指导性及实用性于一体。此外，书中配有众多精美图片，如漫画插图、食谱图片、运动图片等，让人读来赏心悦目，在不知不觉中收获更多养肺抗霾的健康知识！

图书在版编目（CIP）数据

养肺：抗霾润燥防癌/李祥文，顾勇主编．—北京：
化学工业出版社，2017.5
ISBN 978-7-122-29301-5

Ⅰ.①养… Ⅱ.①李…②顾… Ⅲ.①补肺-基本
知识 Ⅳ.①R256.1

中国版本图书馆CIP数据核字（2017）第052787号

责任编辑：张 蕾　　　　　　　　　　　装帧设计：韩 飞
责任校对：宋 玮

出版发行：化学工业出版社（北京市东城区青年湖南街13号　邮政编码100011）
印　　装：北京方嘉彩色印刷有限责任公司
710mm×1000mm　1/16　印张13½　字数196千字　2017年7月北京第1版第1次印刷

购书咨询：010-64518888（传真：010-64519686）　　售后服务：010-64518899
网　　址：http://www.cip.com.cn
凡购买本书，如有缺损质量问题，本社销售中心负责调换。

定　　价：49.80元

编写人员名单

主　编　李祥文　顾　勇

编　者（按姓氏笔画排列）：

王　曼　　王业波　　孔劲松

邢　丹　　汤仁荣　　杨东峰

李祥文　　吴学娟　　张　靖

张久越　　陈丽娟　　陈建军

周小群　　柳乐松　　郝小峰

郝云龙　　顾　勇　　顾　菡

徐　浩　　崔雪梅　　梁学娟

前言

城市中的地标性建筑若隐若现，车辆行驶至十字路口却看不清交通指示灯，医院里呼吸科人满为患，这都是雾霾惹的祸。雾霾已成为当今社会一个不能回避的环境和健康问题。雾霾污染呈越来越严重的趋势，不仅雾霾天气出现的频率越来越高，而且在严重程度上也比以前有所加大。

每天在"霾"下生存，每个人都在充当"吸尘器"。雾霾对人体最直接的危害便是呼吸系统。雾霾能通过呼吸进入体内，对呼吸系统造成强烈的刺激，破坏呼吸道的防御功能，引发咳嗽、呼吸不畅、哮喘等病症。雾霾中的有害物质会黏附在上呼吸道和肺叶中，进而导致肺脏"变脏"，功能下降，容易引发慢性阻塞性肺病、尘肺病等肺部疾病。如果吸入的PM2.5过多，其中的有毒成分还可诱发肺癌。另外，PM2.5还能进入毛细血管和血管，可引发多种心血管系统和生殖系统疾病。

要知道，肺脏是人体重要的防线，不应等到"敌人"来了，才发现肺脏对雾霾失去了抵抗力，所以强健肺脏应趁早！

养肺防霾：先做好防护

再强大的肺脏，如果不做好防护工作，也难以抵挡雾霾的侵袭。防霾工作绝不是戴个口罩那么简单，要想养好肺，在雾霾天首要是做好全方位的防护工作。如选对防霾口罩、使用空气净化器等。

养肺防霾：远离伤肺因子

娇嫩的肺脏在日常生活中也要应对无所不在的伤肺因子，如吸烟、油烟、甲醛等，所以从另一个角度来说，如何降低这些因素对肺脏的伤害，便是在提高肺脏对雾霾的抵抗力。

养肺防霾：及时排毒

即便是防护工作做得很周全，雾霾还是有趁虚而入的机会，及时做好排毒工作，能最大程度地减少雾霾和伤肺因子对肺脏的伤害。所以，肺脏的排毒和身体的防护一样重要！

养肺防霾：饮食调节

谈到保养肺脏，健康的饮食必不可少。如多吃清肺食物，可减少肺脏中杂质的残留，保持肺脏清洁；多吃润肺食物，防止肺燥，可保护好肺功能；养肺防霾还不要忘了适时补水，能帮助身体及时将毒素代谢出去。

养肺防霾：锻炼肺脏

一呼一吸是肺脏的基本功能，呼吸貌似我们人人都会，但你知道吗，如果长期进行浅呼吸，那么有相当一部分的肺脏没有利用，久而久之肺脏功能受到影响，肺脏中的毒素不易排出，便会沉积下来。所以，多做深呼吸、有氧操，帮助强健肺脏功能，也能达到养肺防霾的效果。

养肺防霾：心情舒畅

拥有快乐的心情也是提升肺功能的法宝，不要让灰暗的雾霾天影响你的心情，保持心情阳光灿烂，身体各项功能也会处于良好状态。

编　者
2017年4月

目 录
CONTENTS

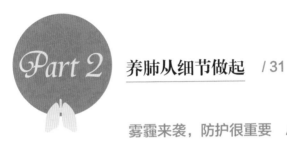

Part 2　养肺从细节做起　/ 31

Part 3　**养肺的健康饮食** / 91

Part 5 几类人群养肺防霾特别关注 /181

有关肺，你知道多少

肺为华盖，覆盖在五脏六腑之上，可以保护诸脏免受外邪的侵袭，要想身体健康，肺脏就不能出问题。只有先了解肺脏的相关常识、了解伤肺因素、识别肺脏的求救信号，才能有针对性地保护好我们娇嫩的肺脏。

肺脏的位置及功能

肺脏的位置

　　肺脏位于胸腔中，其中约2/3的肺脏位于前胸。肺的上端为肺尖，向上经胸廓上口突入颈根部，肺的下面被膈与腹腔脏器隔开。肺位于纵隔两侧，朝向纵隔的内侧面是肺内气管（与支气管相连），肺与呼吸道（鼻腔、咽喉、气管、支气管）共同组成了人体赖以生存的呼吸系统。

　　人体有两个肺，分别是左肺和右肺，左肺比右肺略微狭长，有两片肺叶；右肺虽然看起来比较短粗，却有上、中、下三片肺叶。两肺之间有心脏、大血管、气管、食管等器官（图1-1）。

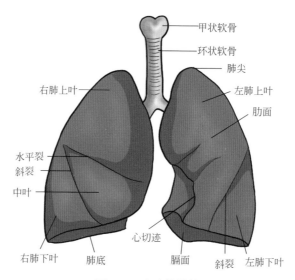

甲状软骨
环状软骨
肺尖
右肺上叶
左肺上叶
肋面
水平裂
斜裂
中叶
心切迹
右肺下叶
肺底
膈面
斜裂
左肺下叶

图1-1　肺脏的结构

　　肺从解剖上看，像一颗倒立的大树，气管和支气管组成了树干，而肺内气管是呼吸的通道，反复分支后形成细支气管，它们的末端膨大成囊，囊的四周有很多吐气的小囊泡，称为肺泡。肺泡是肺部气体交换的主要部位，大小和形状不一，成年人的肺泡数量惊人，有3亿～4亿个，总表面积可达100多平方米。肺泡表面布满了毛细血管，吸入的氧气可从肺泡内迅速向血液弥散，而血液在肺泡内留下的二氧化碳则会被呼出。

　　肺内气管与肺泡之间是结缔组织性质的间质，血管、淋巴管、神经等都分布在其中，具有重要生理功能的毛细血管网也分布在这里。另外，肺泡内壁分泌的表面活性物质具有非常关键的生理作用，它们维持着肺泡的膨胀状态，保证呼气时肺泡不塌陷。

肺脏的功能

西医理解的肺脏功能

肺脏最主要的功能就是气体交换，也就是我们时时刻刻都在进行的呼吸作用。

（1）吸入氧气：氧气是人体生命活动必不可少的物质，人体所需的氧气必须首先经过肺脏的呼吸作用，才能进入血液循环，保证各器官对氧气的需求。

（2）排出二氧化碳：大多数身体细胞进行氧化反应时，同时会产生二氧化碳，肺脏能及时将二氧化碳排出体外，从而维持内环境的稳定。

（3）参与体内两套血液循环系统：分别是体循环和肺循环，保证正常的血液循环，从而才能为人体各组织细胞源源不断地运输氧气和养料。

中医理解的肺脏功能

中医对肺脏的生理、病理认识并不局限于肺脏本身，其范围要比西医广得多。

（1）主气：这里的"气"不仅包含呼吸之气，还包含一身之气，肺脏与周身之气的生成和运行密切相关。

（2）主行水：肺气的宣发、肃降作用能推动和调节全身水液的输布和排泄。宣发作用能将水液和水谷精微散布到所需之处，并调节汗液的排泄；肃降作用将体内的水液不断地向下运输，濡润其他脏腑并将其代谢所产生的浊液向下输送，生成尿液排出体外。

（3）朝百脉：指的是全身的血液都会流经肺脏，肺脏能将体内的浊气排出体外，并将自然界的清气通过血液循环输送到全身。

（4）主治节：指的是肺脏具有治理、调节的作用，主要体现在调理呼吸运动、全身气机、血液循环及津液代谢四个方面，能帮助身体处于和谐、健康的状态。

伤肺因素早知道

小心，雾霾伤肺

你对雾霾了解多少

雾霾是由两部分组成的，分别是雾和霾，这两者并非同一种事物。

雾是由地面空气中的水汽凝结而形成的。当气温较低时，空气中的水蒸气就会变成小水滴凝聚、悬浮在空气中。当气温升高时，水汽就会蒸发，所以秋冬季节早晚雾较浓，中午雾气会相对减轻（图1-2）。

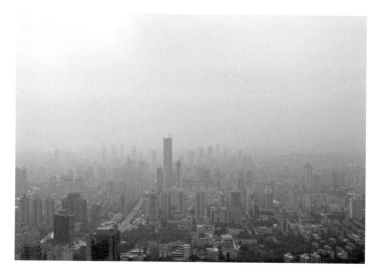

图1-2 小心雾霾来袭

霾是空气中大量极细微的灰尘、细沙、细菌、病毒颗粒等物质悬浮在空气中形成的。出现霾时，空气相对干燥，所以霾持续的时间较长，日变化不明显，有时甚至可持续一周以上。

在秋冬季节时，地面气压较高，近地面风力小，大气层比较稳定，不利于污染物的稀释和扩散，再加上湿度较大，雾霾很容易形成，所以全年有80%的雾霾天气会在秋冬季节出现。

雾霾中最可怕的PM2.5

雾霾中对人体伤害最大的要数PM2.5了，PM2.5指的是空气中直径小于或等于2.5微米的所有固体颗粒或液滴的总称。由于颗粒较小，人们的肉眼根本看不到。但千万不要小瞧这个"微不足道"的家伙，与空气中较粗大的颗粒物相比，PM2.5粒径小、面积大、活性强，更易附带有毒、有害物质，并且在大气中停留时间长、输送距离远，我们更要对其提高警惕。

雾霾对人体的伤害

雾霾对人体最直接的危害便是呼吸系统。雾霾中含有大量的污染物和致病微生物，会对呼吸系统造成强烈的刺激，引发咳嗽、呼吸不畅、哮喘等病症。人体的呼吸系统虽然有保护功能，但如果吸入雾霾的时间过长、数量过多，雾霾中的有害物质就会黏附在上呼吸道和肺叶中，进而导致肺脏"变脏"，功能下降，容易引发慢性阻塞性肺病、尘肺病等肺脏疾病。如果吸入的PM2.5过多，其中的有毒成分还可诱发肺癌（图1-3）。

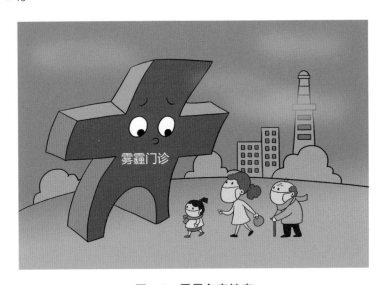

图1-3 雾霾危害健康

另外，雾霾还会对心血管、皮肤和情绪等造成影响：雾霾中的污染物进入血液后会损害血管内皮，并刺激血管收缩，易加重原有的心血管疾病；雾霾吸附在皮肤上，易导致皮肤暗沉、粗糙、瘙痒；雾霾天由于气压较低，还会使心情处于压抑、低落的状态。

PM2.5藏在哪里

汽车尾气

汽车尾气是PM2.5的主要来源之一，长时间堵车的路段更是PM2.5的重灾区。很多驾车的朋友有一个习惯，遇到堵车时打开车窗换气或观察堵车盛况，正是这个看起来无关紧要的习惯让车里的人不知不觉中吸入了更多的PM2.5。

停车场

停车场里汽车集中，进进出出的汽车排放着大量的废气，所以不管是扬尘较多的露天停车场，还是通风不畅的地下停车场，都是PM2.5的聚集地。

地铁中

地铁看似干净，但由于其环境密闭，通风不良，人员密度较大，并且相对湿度较高，各种真菌易附着在灰尘颗粒物的表面，所以地铁PM2.5的浓度毫不逊色于地上车站。

吸烟室

密闭的吸烟室中PM2.5的浓度可达到室外的3倍以上，吸烟室中PM2.5主要来自于二手烟里的微颗粒物质。所以，为了保护肺脏健康，尽量不要吸烟。如果在吸烟室吸烟，一定要打开窗户，保持空气流通。

空调房

空调也是PM2.5的重要来源，空调系统风管内潜藏着大量的灰尘和细菌。相关部门检测发现，大多数家用空调的细菌、真菌含量超标，合格率不到7%，长期待在这样的空调房里容易患上尘肺病、间质性肺炎。

吸烟让肺脏很受伤

烟雾中的有害因子

"吸烟有害健康"这几乎是人人都知晓的健康常识，可是为什么仍有很多人对香烟爱不释手呢（图1-4）？这是因为香烟中含有一种像大麻一样容易让人上瘾的化学物质，它就是尼古丁。尼古丁很容易通过口鼻支气管黏膜被机体吸收，黏附在皮肤表面的尼古丁也可渗入体内，被人体吸收。尼古丁进入体内后，会促进多巴胺的释放，使吸烟者产生愉悦、放松的感受。当体内尼古丁浓度降低时，人就无法体验到愉悦的感受，反而会感觉精神不振、萎靡无力，甚至打哈欠、流眼泪。此外，尼古丁还会促进肾上腺素的分泌，增加肾上腺素的含量，导致心跳加快、血压升高、呼吸加快和血管收缩。

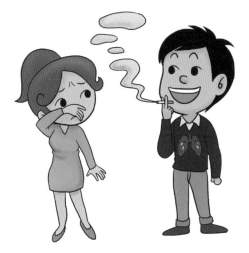

图1-4　吸烟有害健康

尼古丁本身不是香烟中对人体危害最大的物质，由于尼古丁的成瘾性，才导致人们需要不断地吸烟、吸入有害物质。那么，香烟中还有哪些对人体有害的物质呢？

◎ 醛类、氮化物、烯烃类，对呼吸道有刺激作用。

◎ 胺类、氰化物和重金属，均属毒性物质。

◎ 苯并芘、砷、镉、甲基肼、氨基酚及其他放射性物质，均有致癌作用。

◎ 酚类化合物和甲醛等，具有加速癌变的作用。

◎ 一氧化碳可降低红细胞将氧气输送到全身的能力。

吸烟就是践踏呼吸系统

长期吸烟会导致支气管黏膜的纤毛受损、变短，影响纤毛的清除功能，细菌、病毒容易趁虚而入，易引起呼吸道感染。

香烟中的烟雾会刺激细胞释放大量的毒性氧自由基和弹性硬蛋白酶、胶原酶等蛋白水解酶，并作用于肺的弹性蛋白、多黏蛋白、基底膜和胶原纤维，进而导致肺泡壁间隔的破坏和间质纤维化。另外，肺中排列在气道上的绒毛会将肺中的微粒扫入痰或黏液中，吸烟会增加黏液的分泌，易诱发肺部疾病。

吸烟是肺癌的重要致病因素之一。研究发现，吸烟者患肺癌的危险性是不吸烟者的13倍。吸烟会降低自然杀伤细胞的活性，从而削弱机体对肿瘤细胞的抑制、杀伤和清除功能。长期吸烟大大增加了口腔癌、食管癌、结肠癌、胰腺癌、乳腺癌、子宫颈癌、膀胱癌等癌症发生的可能性。

吸烟对人体的危害远不止于此，它还会对人体其他器官或组织造成伤害（表1-1）。

表1-1　吸烟危害

危害部位	危害表现
心脑血管	吸烟可损害血管壁内皮细胞，使坏胆固醇浓度增加、好胆固醇浓度降低，并使血管收缩、管腔变窄、血流速度减慢
胃肠	吸烟可导致胃黏膜血管收缩，使胃黏膜的保护因子减少。吸烟还会刺激胃黏膜分泌胃酸和胃蛋白酶，易导致胃出血、糜烂、溃疡
大脑	香烟中释放的一氧化碳会使血红蛋白失去携氧能力，易导致大脑缺氧，久而久之易损伤大脑功能
性功能	尼古丁有抑制性激素分泌、杀伤精子的作用，会增加男性阳痿的可能性。吸烟的女性，容易出现月经紊乱、流产、不孕、绝经提前等状况

温馨小贴士

吸烟比雾霾危害更大

很多老烟枪都知道吸烟不好，他们总是用"每天吸几支，能有多大危害"等说辞来自我麻痹。香烟与雾霾相比，它的可怕之处正在于此，一支香烟对人体的危害虽然不大，但是我们来算一下，如果每天只吸一根的话，那一年就是365根，10年就是3650根。何况，很多老烟民们一天不止抽一根。长期吸烟，积少成多，对身体来说就是大隐患。

油烟是肺脏的大敌

油烟中多达300多种有害物质

油烟中的有害物质主要来自两个方面：一方面是油在加热过程产生的有害物质；另一方面是燃料在燃烧过程中释放的有害气体。

烹调时，食用油受热之后会产生高达300多种有害物质。当油被加热至150℃，就开始产生丙烯醛，丙烯醛有强烈的辛辣味，对鼻、眼、咽喉黏膜的刺激性较强，易诱发鼻炎、咽喉炎、气管炎等疾病；当食用油的温度达到170℃时，就会产生蓝烟雾；当食用油的温度达250℃时，会出现大量油烟，并伴有刺鼻气味。专家通过对油烟进行分析，发现了醛、酮、烃、脂肪酸、醇、芳香族化合物、酯、内酯、杂环化合物等多种化学物质，其中还包括突变致癌物——挥发性亚硝胺。

现在很多家庭做饭时，都会使用煤气炉炒菜。常用的燃料在燃烧过程中会产生大量的致癌物质——苯并芘。燃料产生的烟雾还会刺激呼吸道、眼睛等部位，引起咳嗽、咳痰、流泪等。其中煤的燃烧产物总计可多达数百种，天然气和液化石油虽然属于清洁燃料，但仍可释放少量的一氧化碳、二氧化硫，从而造成室内空气污染。

油烟让肺脏变脏

油烟和吸烟一样，会对人体的呼吸道产生较强的刺激，导致咳嗽、气喘等。油烟中含有的有毒物质会对呼吸系统产生刺激和损伤，容易引起呼吸系统的炎症反应，如鼻炎、咽喉炎、气管炎、哮喘等疾病。油烟中还含有多种致癌物质，其中一种叫作苯并芘的致癌物可伤害细胞染色体，长期吸入可使肺癌的发生率增加2～3倍。近年来，中国女性罹患肺癌的概率逐渐上升，尤其是中老年女性，就与长年与油烟打交道有关。

油烟中有害物质还会侵袭人体的皮肤，导致面部皮肤因子的活性下降，细胞的代谢能力降低、更新速度减慢，容易导致肤色变得粗糙、灰暗。另外，烟雾过大时还会刺激眼睛，易导致眼睛干涩、流泪，严重时还会导致晶状体混浊、白内障等。

难闻甲醛伤肺没商量

你对甲醛了解多少

甲醛的水溶液就是我们俗称的福尔马林。甲醛会对人体健康造成多方面影响，甲醛刺鼻的气味似乎就宣告了这一切。甲醛是一种无色、但有特殊刺激性气味的气体，对人的眼、鼻会产生较强的刺激作用。

那么，是不是闻不到味道，就表示安全呢？其实不然，人的嗅觉有

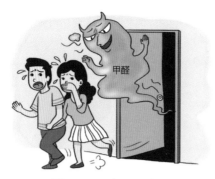

图1-5　远离甲醛威胁

一定的阈值下限，即低于某个值时，人的嗅觉就不会感知，并且人的嗅觉也存在着明显的个体差异。当甲醛浓度低于0.06毫克/立方米时，可能人体就不会感知，但这并不代表甲醛对人体没有伤害。甲醛浓度达到1毫克/立方米才发现有异味，其实甲醛已经对健康造成损害了（图1-5）。

甲醛对人体的危害

甲醛具有刺激性和腐蚀性，甲醛是原浆毒物质，可与蛋白质结合。当甲醛达到一定浓度后，会刺激呼吸道，出现咽干、发痒、水肿等不适。当吸入高浓度的甲醛后，还可诱发支气管炎、支气管哮喘等，波及肺脏功能。长期处于甲醛超标的室内，会刺激皮肤，导致皮肤干燥、发痒等，若皮肤直接接触甲醛，还会引起过敏性皮炎、色斑，甚至局部皮肤坏死。

浓度过高的甲醛可引发急性中毒，中毒者出现呼吸困难、咽喉烧灼感、肺炎、肺水肿、过敏性皮炎、黄疸等病症。长期与低浓度甲醛接触会导致慢性中毒，具体症状为头晕头痛、嗜睡乏力、记忆力减退、免疫力下降，呼吸系统则会出现呼吸功能障碍等不适。

甲醛还具有致癌的作用，高浓度甲醛会诱发基因突变，可引起鼻咽肿瘤、淋巴癌、多发性骨髓瘤、骨髓性白血病等。

不同浓度甲醛带来的身体反应见表1-2。

表1-2　甲醛浓度与人体反应

甲醛浓度	人体反应
0.06 ~ 0.07毫克/立方米	儿童出现轻微气喘
0.1毫克/立方米	闻到异味，身体出现不适感
0.5毫克/立方米	眼睛不适，出现眼红、流泪等症状
0.6毫克/立方米	咽喉感到不适或者疼痛
0.6 ~ 30毫克/立方米	咳嗽、胸闷、气喘、恶心、呕吐、肺水肿
30毫克/立方米	导致人死亡

甲醛藏在哪里

居室内

新装修的居室或办公室，可以说是甲醛含量最高的地方，这是因为甲醛具有黏合、防腐、防虫的功能，所以会在装修过程中大量使用。如木质家具，为了增加木材的使用年限，增强防腐防潮的性能，木材在制成家具前大部分会用含有甲醛的药水浸泡。很多新式的组合家具，在制作过程中会使用大量含有甲醛的树脂类黏合剂，所以家具在使用过程中会长期释放出甲醛。另外，很多壁纸、涂料、油漆等也离不开黏合剂，黏合剂中也少不了甲醛。

衣服、食品、护肤品

一些商家为了使衣服在销售过程时保持硬挺，也会添加甲醛染剂，所以新买的衣服最好清洗后再穿。有的商家为防止食物腐烂，会在食物中添加甲醛，所以买来的水产品应先放在清水中浸泡3小时，并且在烹饪过程中一定要煮熟。沐浴露、洗发露、化妆品中也难逃甲醛的魔爪，由于甲醛具有干燥剂、表面活性剂和杀菌防腐的作用，所以会经常被用于一些生活用品和化妆品中，使用时应减少每次用量，以减少甲醛对人体的危害。

汽车内

一般新汽车或经二手装修的汽车中甲醛浓度较高，并且汽车坐垫、脚垫、贴膜等装饰物中也含有甲醛，加上开车时空气密闭，很容易导致甲醛浓度升高。尤其是在汽车暴晒后，甲醛的浓度还会升高。所以，开车前最好打开窗户通风，车子开动后不要立即关窗，也要避免长时间待在车里。

养花不当反成污染源

花草是居室或办公场所中不可缺少的装饰物，有的花草还是吸附空气中污染物的功臣。养花种草本来为的是颐养性情、提高空气质量，可如果不小心养了不宜在室内种植的花花草草，往往会事与愿违。长期和这些"毒花毒草"住在一起，反而会给肺脏健康埋下隐患。

花草中跑出来的污染物

经常养花的人都知道，一到夏季，芳香的花草便会招惹很多蚊虫，这些蚊虫本身携带细菌、病毒，人体接触后容易感染疾病。花卉的土壤中也寄生着大量的微生物，这些微生物扩散到空气中，便会对人体健康造成威胁，尤其是真菌、细菌和病毒等，侵入人体后可引起感染，严重时还可侵害肺脏等器官。

花草对肺部最直接的危害要数花粉和花香了。花粉可引起过敏反应，出现打喷嚏、流鼻涕、咳嗽、湿疹等，所以过敏体质者最好不要在室内养花。淡淡的花香令人心驰神往，但如果花香过浓，就会刺激呼吸道和肺部，使人产生胸闷、呼吸不畅等不适。香味过浓，还会刺激神经兴奋，容易引起头晕、失眠等症状。

当室内光照不足或者花卉过多时，花卉便会消耗室内为之不多的氧气，释放出大量的二氧化碳，会导致室内二氧化碳的浓度升高。特别是到了夜间，花卉的光合作用几乎停止，氧气浓度减少就会影响呼吸作用，导致人体出现不同程度的缺氧反应，如胸闷、憋气、呼吸困难等不适。

另外，一些花卉的茎叶中还含有对人体有害的物质，如滴水观音的汁液和滴下的水都是有毒的，所以室内应避免种植这些有毒的花草，种植时也应将其摆到人体不易接触的地方。

远离伤肺的花草

常见的伤肺花草见表1-3。

表1-3 几种常见的伤肺花草

品种	对身体造成的危害	注意事项
夜来香	将开花的夜来香长期放在室内会导致头晕、胸闷、气喘、咳嗽、失眠	夜来香忌放在卧室，最好不要养在家里，家人患有高血压、心脏病时更不宜种植
接骨木	接骨木散发出的气味会造成头晕、恶心、呕吐、呼吸困难、惊厥等不适	接骨木不宜放在室内，夜晚更不能放在卧室里
夹竹桃	夹竹桃全株皆有毒，所含的强心苷属于剧毒物质，对呼吸系统和消化系统伤害极大	室内不宜种植，庭院种植时不宜靠近窗口和过道
紫荆花	紫荆花的花粉有毒，误吸后会诱发咳嗽、哮喘	有哮喘患者的家庭一定不要栽培，庭院种植时宜远离窗口和过道
花叶万年青	花叶万年青的果实毒性强，误食后会引起口腔、咽喉肿痛，严重时可伤害声带，故被称为"哑巴草"	室内不宜种植，有孩子的家庭更不宜种植

温馨小贴士

花草摆放有讲究

　　卧室中适合摆放一些能吸收二氧化碳等废气的花草，如绿萝、盆栽柑橘、迷迭香、吊兰和斑马叶等。客厅适宜放置常春藤、猪笼草、无花果和普通芦荟，这些植物不仅能杀灭从室外带回来的细菌等，而且还可吸纳连吸尘器都很难吸到的灰尘。卫生间、浴室等处可以摆放虎尾兰、常春藤、蕨类、椒草类等。

小宠物威胁肺健康

　　宠物给我们的生活带来了很多欢乐和陪伴，但是从健康的角度来讲，宠物也是污染源，也会对人体健康造成威胁。

　　宠物和人一样随着体内细胞的代谢，毛发也会隔三差五地脱落，这些飘浮在空气中的宠物毛发就是肺脏的大敌。如果宠物毛发没有被及时清理干净，就可能随着呼吸进入肺部。宠物毛发吸进去容易，呼出来却没那么简单，吸入的宠物毛发过多，就会沉积在肺脏，引发呼吸不畅、胸闷、气短、发炎等不适。并且宠物毛发作为一种异体蛋白，长期、反复地吸入肺中，还可能诱发肺间质纤维化（图1-6）。

　　宠物毛发除了会被吸入肺部外，本身还可能携带大量的微生物，可引起过敏反应，以皮肤过敏较为常见，也可导致过敏性鼻炎。宠物毛发中携带的细菌、病毒、真菌孢子、尘螨等致病物质，长期接触还增加了哮喘的可能性。

　　猫、狗等动物身上易寄生跳蚤、虱子等寄生虫，这些动物每天到处乱

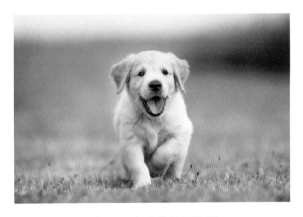

图1-6　与宠物和平相处

跑，还会沾染其他病毒、细菌和寄生虫卵。人体感染这些病原微生物后，就容易生病。跳蚤寄生于人体后，特别是皮肤过敏者，易出现皮肤瘙痒、红肿、红疹。若被这些寄生虫叮咬后，可能还会传播疾病，如虱子，可导致人体患多种疾病，阴虱甚至会影响生育。

宠物的皮毛中隐藏大量的螨虫，螨虫进入人体后，可引发肠螨症、肺螨症或尿路螨症。其中，肠螨症可使人出现腹泻、呕吐、便血或肠溃疡等症状；肺螨症可引发咳嗽、咳痰、咯血、气喘或胸闷等症状；尿路螨症可出现小腹疼痛、尿急尿痛、血尿等症状。

乱用药物也伤肺

提起药物对人体的伤害，我们往往会想到对肝、肾的伤害。其实，一些药物对肺部的伤害也是非常大的，并且数以百计的常用药物对肺部造成的伤害是难以逆转的。例如，药物可引起肺炎、哮喘、肺水肿、肺纤维化、肺出血、肺栓塞、肺癌等，会对人体健康造成极大的威胁。

容易损伤肺脏的药物

容易伤肺的药物见表1-4。

表1-4 容易伤肺的药物

肺脏疾病	药物
药物性肺炎	青霉素、氨苄青霉素、氯丙嗪、磺胺药、呋喃妥因、对氨基水杨酸钠、甲氨蝶呤、四环素、链霉素、肼苯哒嗪、异烟肼、普鲁卡因胺等
药物性哮喘	阿司匹林、吲哚美辛（消炎痛）、布洛芬、保泰松、乙酰氨基酚（扑热息痛）、盐酸普萘洛尔（心得安）、噻吗洛尔、奎尼丁、利血平、卡托普利等
药物性肺水肿	美沙酮（美散痛）、氯丙嗪、甲氨蝶呤、阿糖胞苷、丝裂霉素、盐酸普萘洛尔（心得安）、利多卡因、肼苯哒嗪、氢氯噻嗪（DHCT）、氟哌啶醇、ATP、美加明
药物性肺纤维化	呋喃妥因、马利兰（白消安）使用2～3年、博来霉素、甲氨蝶呤、环磷酰胺、青霉素、四环素、磺胺、甲基多巴、肼苯哒嗪、胺碘酮、青霉胺、苯妥英钠、氯磺丙脲等

用药前需注意

虽然不少药物会对肺脏造成损伤，但目前在药物的说明书上很少会告知患者药物可能会伤害肺脏。提前了解药物对肺脏是否有损伤，可以用其他药物替代或提前停药的方式来避免出现损伤性后遗症。

老年人、儿童及肺功能不佳的人群，应尽量避免使用损伤肺脏的药物。另外，若服用某种药物后出现轻微的呼吸困难、胸闷、咳嗽等呼吸系统症状持久存在时，应及时检查，并立即停用相关可疑药物。

忧愁过度，肺先伤

忧愁是人类正常的情绪，但如果长期忧愁就会使人失去快乐、气机不畅。《红楼梦》中的林黛玉就是典型的案例，她性情孤僻、多愁善感，稍有不满意就独自哭泣落泪，最后患了严重的肺结核。经常忧愁首先会损耗肺气，尤其是上气不接下气的哭泣时，就会伤到肺气。遇事忧愁不止，还会使肺气闭塞不能畅行，导致胸闷气短、咳嗽等肺部不适。

长期处于忧愁、悲伤、郁郁寡欢的状态中，正常人也会变得无精打采、身心疲惫，对生活失去兴趣和热情，免疫功能也会受到影响。夜晚忧愁来袭时，辗转反侧、难以入眠，或入睡后容易惊醒，影响睡眠质量，不能使肺脏、肝脏等器官得到充分的休息。长期陷入忧愁、悲伤的情绪中难以自拔，还要警惕转化为抑郁症。

走出忧愁的困扰

凡事往好的方面想

处于忧愁的状态中，心情灰暗，看到的也往往是生活中的灰暗面，这样就容易陷入情绪的负性循环之中，身体各方面的功能也会受到影响。遇到问题，试着积极地看待，多往好的方面想，多感恩珍惜自己拥有的，这样你的情绪也会渐渐积极起来。

让自己快乐起来

不要让自己一直陷入忧愁的情绪之中，应试着让自己快乐起来，可以看个喜剧、读个笑话、听个相声，让自己开怀大笑，这样情绪上的灰暗也会悄然远去。

多晒晒太阳

在充足的光照下，肾上腺素、甲状腺素及性腺分泌水平都有所提升，这些激素可以改善情绪低落、忧愁、抑郁等不良情绪。

家庭和睦是健康源泉

家庭是我们温馨的港湾，是我们精神疗愈的场所，如果家庭不和睦，整天吵吵闹闹，家里每个成员的心情都不会愉快，易导致气机不畅，很多慢性病便会登门而至。家人之间的关爱能帮助我们尽快走出负性情绪，让我们身心更健康。

这些是肺脏的求救信号

咳嗽是肺设置的保护屏障

咳嗽常被视为呼吸道和肺脏的求救信号，其实咳嗽也是人罹患呼吸系统疾病后的一种保护性反应。

咳嗽时，会使呼吸道产生巨大的气流，使肺内的气压升高，能将肺脏中的有害物质、气管和支气管内的痰液及呼吸道中的废物及时排出体外，从而保证了呼吸道的通畅和肺脏的清洁。如果肺脏出现不适，首先会通过咳嗽表现出来。

肺脏在人体的五脏中比较娇弱，连接着外界和人体内部，所以任何外环境或人体内部的变化都可能引起肺脏不适，导致咳嗽。因此，频繁剧烈的咳嗽一定要引起重视，这很可能是呼吸道和肺脏疾病的征兆。

主动咳嗽可以保护肺脏

肺脏是人体呼吸系统的重要器官，是人体的保护屏障。人每天从空气中吸进约8000升空气，随着空气进入人体的还有细菌、病毒、粉尘等有害物质。这些有害物质可以使肺受到伤害，令肺功能减弱，从而弱化其对人体的保护功能。并且近年来大气污染日趋严重，空气中有害物质越来越多，本来可以轻易咳出体外的异物或分泌物也不容易咳出了，更麻烦的是，一旦它们潜入血液，就会游遍全身，人体很多器官和组织都会受到伤害。

经常进行主动咳嗽能增加咳嗽反应的敏感性，增强呼吸道清除痰液的能力，从而起到主动清洁和保护肺脏的作用。主动咳嗽最好选择在每天早晚空气清新的地方进行，先深吸气并缓缓地抬起双臂，然后忽然咳嗽，同时迅速垂下双臂使气流从口鼻喷出，将痰液咳出，如此反复进行10次。还可以在咳嗽前喝一杯温开水，这样能稀释痰液，使痰液更容易被咳出，从而减轻肺脏压力。

止咳药不能乱吃

有的人患咳嗽后，认为只是一般咳嗽，会自行购买止咳药服用。不同咳嗽引起的原因不同，所以只有对症用药才能起到治疗作用。如果吃错了药，不但不能止咳，还可能延误或加重病情。所以，患咳嗽后一定要先找医生辨别引起的原因，再用药。

鼻子有问题根源或在肺

鼻子是呼吸系统的门户

肺要想吸入氧气，首先必须打开鼻子这扇大门，当然风寒、邪气、有害物质也会通过鼻子侵犯肺部。同时，鼻子的通气和嗅觉等功能主要依赖于肺脏的功能，肺脏疾病往往也会通过鼻子反映出来。所以，临床上可通过鼻子的异常反应来推断肺脏的变化。如鼻塞、流涕、嗅觉不灵，甚至鼻翼扇动、呼吸急促等异常现象，均可作为呼吸道及肺脏病理变化的诊断依据。

打喷嚏是肺在呼救

随着一声"啊——嚏",肺部的气体急速有力地通过支气管、气管、喉、咽、鼻等器官喷射出来。打喷嚏是鼻黏膜受到刺激后人体正常的生理反应,是人体的第一道天然防线。打喷嚏可能由很多原因引起,如空气中的飞絮和粉尘,甚至还有人突然看见强光也会打喷嚏。但是,对于曾经得过鼻炎的人来说,打喷嚏可以说是肺部向你发出的求救信号。

正常人的喷嚏中大约含有30万个细菌,呼吸道疾病患者的喷嚏中细菌更是数不胜数。如果想打喷嚏时,却忍住不打或完全将口鼻捂住,那就相当于把这些细菌又带回体内。所以,鼻子发痒时千万不要忍着,找一个远离人群的地方尽情地打喷嚏吧。另外,打喷嚏时最好坐下来,站着打喷嚏时最好手扶着桌子等物品,这样可以缓解打喷嚏对身体产生的冲击力。

养肺先护鼻

一些人在鼻子内有分泌物或鼻子发痒时,会直接用手挖鼻孔,这个不经意的小动作不仅影响形象,还会影响鼻子和肺部健康。经常用手挖鼻孔,容易使鼻毛脱落,鼻毛能过滤吸入的空气,这样外界不干净的空气就会直接刺激鼻黏膜,易导致鼻部瘙痒、炎症,甚至有害物质还会侵袭肺部。所以,一定要戒掉挖鼻孔的不良习惯。

如果鼻腔内经常有分泌物,可以用流动的水早晚各清洗一次鼻孔,有鼻涕、鼻屎时,则应以柔软的棉签蘸清水或淡盐水后轻轻探入鼻腔内滚动清除。平时不仅要保持鼻腔的湿润,还有一些按揉的小方法能增强鼻子的防御功能,从而可以间接保护肺脏。

润鼻腔

鼻腔干燥时容易发痒,对细菌和病毒的抵抗能力下降,每天用冷水冲洗鼻部或用棉签蘸取香油、橄榄油等来润滑鼻腔,能减少炎症的发生。鼻黏膜受损时,可在睡前用棉签蘸四环素、金霉素或红霉素眼膏涂在鼻黏膜上,然后捏鼻3~5次。

抹全鼻

将两手食指放在精明穴下,沿鼻根、鼻梁、鼻翼及鼻下孔旁由上至下搓擦,反复进行100次,能有效改善鼻黏膜的血液循环,增强鼻子对外界环境变化的适应能力，可预防感冒和呼吸系统疾病。

推擦鼻梁

将右手食指放在鼻尖处，以顺时针和逆时针方向交替揉动，由鼻尖向鼻根，再由鼻根向鼻尖上下来回揉动。一个来回后，用食指指腹沿迎香穴向上按揉，反复20 ~ 30次。这个动作能缓解鼻塞、过敏性鼻炎等不适。

擦鼻根

经常戴眼镜的人，鼻根部常会被眼镜压出印痕，久而久之容易造成血液循环不畅，影响鼻子功能的发挥。戴眼镜的人可每天擦鼻根，具体做法为将眼镜摘下，放松5秒后，用拇指和食指来回搓擦鼻根，直至鼻根微微发红、发热即可。

拿鼻翼

鼻孔上方称为鼻翼，将拇指和食指分别轻轻向上捏起两侧鼻翼，然后放下，反复进行20 ~ 50次。这个动作能改善鼻部的血液循环，缓解轻微的鼻部不适症状。

捏鼻孔

每天清洁鼻孔后，可将食指放在鼻孔内，食指与拇指一起捏鼻孔，每分钟约捏60次，直至鼻子有酸胀感为止。这个动作对鼻塞、过敏性鼻炎有不错的效果。

揉按迎香

迎香穴位于鼻翼外缘中点旁开0.5寸处，用食指或中指指尖按压迎香，一边按一边振动，直至酸胀为止。经常按揉迎香穴能改善鼻子和面部的血液循环，可有效改善鼻塞，还能防治便秘。

按揉掐人中

人中穴位于人中沟的上1/3与中1/3的交界处，可用指尖先以顺时针方向揉转20 ~ 30次，然后逆时针揉转20 ~ 30次，最后用指腹点按10次。

声音嘶哑警惕肺癌前兆

声音嘶哑是肺癌早期最重要的一个特征，有20% ~ 30% 的肺癌患者在不同时期会出现声音嘶哑。当癌肿侵犯或压迫支配声带的神经后，就会引起声音嘶哑，这种嘶哑常突然发生且发展迅速，严重时还可引起失声，同时大多数患者伴有胸痛的症状。

除了肺癌会引发声音嘶哑外，感冒、咽喉炎、急性支气管炎、甲状腺和咽部手术后、讲话过度或大量吸烟饮酒后也可引起嘶哑。但这类的嘶哑通常在休息或对症处理后会自愈，而肺癌引起的嘶哑经休息或抗炎处理2周后，症状也不会有所改善。

声音嘶哑是肺癌的典型特征，但并不是所有的肺癌患者都会出现嘶哑，那么肺癌还有哪些易被我们忽视的重要信号呢？

咳嗽：咳嗽是肺癌最常见的症状，却常被人忽视，肺癌引起的咳嗽常为刺激性呛咳、剧咳、痰少。如果以往无慢性呼吸道疾病的人群，或咳嗽治疗3周后，咳嗽持续不止，就应警惕肺癌发生的可能性。

咯血：咯血是肺癌的第二个常见症状，但咯血量一般较少，通常是血丝痰，可间歇出现，易被忽视。当出现不明原因的咯血时，应及时到医院检查。

发热：当肺癌在支气管内发展至管腔半阻塞或全阻塞时，可产生阻塞性肺炎。发热一般在38℃左右，经抗炎治疗易退热。但若阻塞病变未除，肺炎、发热会反复出现。

胸痛：约有半数以上的肺癌患者会出现胸痛，胸痛常固定出现在病变部位，早期多呈间歇性隐痛不适，并且会在体位改变、深呼吸、咳嗽时加剧。

定期检查，及时发现肺癌

肺癌早期的症状往往不是特别明显，1/3以上的肺癌患者无任何明显的早期症状。临床上发现，有70%～80%的肺癌患者在就诊时，已到了中晚期，与早期肺癌相比，治疗难度较大，成功率也较低。所以，对于40岁以上，有肿瘤家族史、吸烟史或在空气污染程度较高的环境中工作的人群，最好定期进行检查，以便及早发现病变。

打鼾，加重肺脏负担

很多人都认为打鼾是睡得香的表现，并没有引起注意。其实，打鼾对睡眠质量无益，长期打鼾还会危害身体健康。

人在睡眠状态下，神经的兴奋性下降，咽部肌肉的软组织会自动放松，下颌和舌头会向后坠，易阻塞气道。所以，呼吸的气流穿过气道会引起咽部软组织发生震荡，这种震荡的声音就是我们平时所说的打鼾。当然，当气道阻塞时，就需要加快呼吸的速度以增强气流，同时每次吸入的氧气量要比不打鼾时少，人体血液中的含氧量就少，久而久之势必会影响身体的代谢和各器官功能。

警惕睡眠呼吸暂停综合征

轻度的打鼾对人体健康的危害是缓慢、隐形的，但呼吸暂停对人体的危害是非常明显的。如果打鼾的响声过大、间隔时间较长，就要警惕呼吸暂停综合征。在睡眠状态下，若呼吸停止超过10秒，即为呼吸暂停，机体就会处于缺氧状态。若每小时有5次以上或7小时出现30次以上就被认为患有睡眠呼吸暂停综合征。患这种疾病后，通常还会在白天表现出不可控制的嗜睡，如可能在开会、工作、聊天等过程中不自觉入睡（图1-7）。

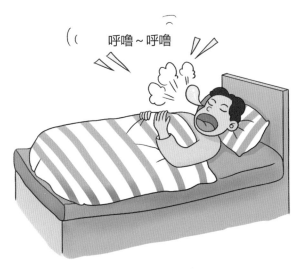

呼噜~呼噜

图1-7 打鼾也是一种病

呼吸暂停会由于上呼吸道阻塞而导致缺氧，是引发各种疾病的主要原因。

对肺脏的影响

睡眠呼吸暂停综合征患者由于用力呼吸，会使胸腔负压增大，易引发肺水肿。并且由于长期处于低氧状态，会引起肺内血管收缩，导致肺动脉高压，加上低氧会引起红细胞增多，血液黏稠度增加，容易影响体循环或造成肺栓塞。

诱发其他疾病

调查资料显示，睡眠呼吸暂停综合征可引起高血压、冠心病、心力衰竭、心律失常、糖尿病等多种疾病，还会对肾脏、神经系统、消化系统造成损害，严重时会在睡眠过程中导致猝死。

所以，习惯打鼾的人一定要重视起来，及时调整、治疗，不要让打鼾发展成为睡眠呼吸暂停综合征。

感冒久治不愈，小心肺炎

感冒和肺炎都属于呼吸道感染，感冒是由病毒引起的上呼吸道感染，而肺炎是下呼吸道感染。感冒很常见，但如果感冒治疗不及时或不彻底，持续的上呼吸道感染就可以让整个呼吸道黏膜的抵抗力下降，从而继发细菌感染导致肺炎。

如果感冒后7～10天病情仍不见好转，并且症状越来越严重，尤其是出现高热、咳黄浓痰、胸痛等症状，就要警惕肺炎的发生。那么，生活中我们该如何辨别是感冒还是肺炎呢？

感冒与肺炎区别

感冒与肺炎的区别见表1-5。

表1-5　感冒与肺炎的区别

症状	肺炎	感冒
发热	患肺炎时大多有发热症状，体温多数在38℃以上，持续2～3天时间，退热药只能使体温暂时下降一会儿，不久便又上升。但幼儿患肺炎并不都会发高热	感冒虽然也会发热，但体温多数在38℃以下，持续时间较短，使用退热药的效果也较明显

养肺——抗霾润燥防癌

22

续表

症状	肺炎	感冒
咳嗽和呼吸	肺炎大多有剧烈咳嗽或喘息，且程度较重，并可引起呼吸困难	感冒和支气管炎引起的咳喘多呈阵发性，一般不会出现呼吸困难
精神状态	患肺炎后容易精神状态不佳、烦躁、哭闹、昏睡等，少数还可出现抽风、谵语	患感冒时，虽然身体不适，但精神状态尚佳
食欲	患肺炎后食欲会显著下降，宜进食高营养、清淡、易消化的食物	感冒时饮食基本正常，吃东西比平时稍微减少
听胸部	患肺炎时，肺的弹性减弱、顺应性差，患者在吸气时能听到"咕噜""咕噜"的水泡音	感冒一般不会出现水泡音

温馨小贴士

哪些人群感冒后易转为肺炎

一般感冒是可以自愈的，但老年人、儿童、妊娠期女性、慢性呼吸系统疾病患者及体质虚弱者免疫力较差，感冒后转为肺炎的可能性要高于正常人。并且肺炎还会给这类人群带来更大的损害，如老年人患肺炎后可导致多器官功能衰竭，幼儿患肺炎后易引发心肌炎、中耳炎、脑膜炎等疾病。

胸闷也可能是肺脏出了问题

胸闷是生活中常见的症状，当长时间处于密闭的环境中、气压偏低的气候中，或遇到不愉快的事情，都可能引起胸闷。上述因素引起的胸闷都是暂时的，一般消除不利因素后，胸闷的症状便会消失。

但如果胸闷持续发作，很可能就是病理性原因引起的胸闷。尤其是很多老年人容易发生胸闷，大多数患者认为胸闷是心脏不适引起的，很少患者会想到肺部疾病也可引起胸闷。其实，胸腔中的心脏和肺脏是最重要的两个脏器，不管是哪个脏器引起的胸闷都应该引起足够的重视。那么，不同脏器引起的胸闷有哪些不同表现呢（表1-6）？

表1-6　引起胸闷的常见原因与表现

引起胸闷的原因	具体表现
心血管系统	胸闷发作常在过度活动、爬楼梯、用力排便时及生气、遇冷受冻后加重，同时伴有压迫感、胸痛、喘、恶心、呕吐、心悸、冒冷汗等症状，休息后症状缓解
呼吸系统问题	发生胸闷的同时伴有感冒及呼吸道感染症状，如咳嗽、黄痰、胸痛、发热、喘等
胃肠病症	胸闷常在饭后发作，有时还会有烧灼感、吐酸水、上腹部闷胀痛感
外伤、异物	如果胸部曾受到外伤碰撞，或不慎吞服异物，可能导致气胸，或食管破裂，应立即处理，以免发生危险

伴有胸闷的常见肺部疾病

慢性阻塞性肺疾病（慢阻肺）

慢阻肺是最常见的由肺部疾病引起胸闷的疾病，长期慢性炎症的刺激下会导致管腔狭窄，气流通过不顺畅，呼气不畅，进而导致气体残留在肺泡，使肺泡破裂相互融合，出现憋气胸闷，同时伴有呼吸有声、咳嗽、咳白色黏液痰或泡沫痰。

肺栓塞

胸闷、呼吸困难是肺栓塞最常见的症状，症状可轻可重，患者活动后易感觉憋闷，静息后缓解，容易被误诊为心绞痛。在日常生活中，不能忽视轻度呼吸困难，应及时查明病因做到及时治疗。

肺气肿

肺气肿是指终末细支气管远端的气道弹性减退，过度膨胀、充气和肺容积增大或同时伴有气道壁破坏的病理状态。随着肺气肿进展，呼吸困难程度随之加重，以至稍一活动或完全休息时仍感气短。

支气管炎

支气管炎是由炎症引起的呼吸道疾病，由于炎症可引起缺氧出现胸闷症状，临床症状主要为咳嗽、咳痰、发热、呼吸困难等，慢性支气管炎反复发作可转化为慢性肺气肿（图1-8）。

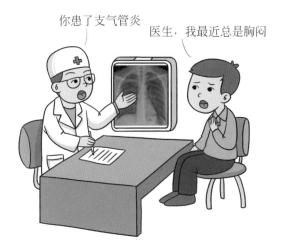

你患了支气管炎

医生，我最近总是胸闷

图1-8　找到胸闷的原因

肺癌

胸闷也是肺癌的常见症状。支气管出现狭窄和阻塞会使患者呼吸急促，弥漫型细支气管－肺泡细胞癌的发生会使患者的呼吸面积减少，还会使弥散功能受到影响，使患者出现胸闷和呼吸急促症状。

不管是何种原因引起的胸闷，或胸闷的程度是否严重，都要引起足够的重视，以便及时查找病因、及时治疗。

胸闷按按内关穴

内关穴是心脏保健的要穴，可宁心安神、理气止痛，能缓解心血管疾病引起的心慌、胸闷。内关穴位于前臂内侧，腕横纹上2寸，两条筋脉之间，用拇指揉按内关穴，力度要适中，以揉按至酸胀为佳，每天按揉1次即可。

胸痛根源在心还是肺

一般胸痛大多是由于病理性疾病引起的，通常指的是颈部以下、胸骨剑突以上的胸前、两侧范围的疼痛。和胸闷一样，胸痛也主要是由心、肺这两大器官引起的。那么，如何区分是心痛还是肺痛呢？

心痛的疾病和表现

临床以心绞痛和心肌梗死引起的心痛较为常见，表现为绞榨痛、烧灼痛、闷痛及重压窒息感。

心绞痛的疼痛通常发生在心前区、胸骨后或剑突下，放射疼痛部位一般为颈部、下颌、肩膀及左上肢内侧，少数患者的疼痛感会放射至手指、手臂。疼痛的范围与一个拳头大小类似，疼痛感常持续数分钟，注意休息或服用硝酸酯类药物可以缓解心绞痛。

心肌梗死的疼痛位置与心绞痛类似，但疼痛持续的时间较长，痛感也较为剧烈，有些心肌梗死患者在疼痛时会体验到恐惧、濒死的感觉。心肌梗死患者平时应避免劳累、紧张或剧烈活动，以免引起心肌缺血。

肺痛的疾病和表现

肺痛引起的胸痛多见于气胸、胸膜炎、肺栓塞、肺癌，胸痛常发生在患侧腋前和腋中线附近，如果累及肺底或膈胸膜，疼痛感可放射至同侧肩部和后背部。

气胸多见于瘦高男性或慢性肺部疾病患者，多发生在搬抬重物、屏气、剧烈运动之后，可突然持续性胸闷、气短、患侧胸痛，应及时去医院就诊。

胸膜炎多见于有上呼吸道感染病史的患者，胸痛发生在咳嗽或深吸气时，且伴有发热、咳嗽、咳痰、胸闷气短等症状。

肺栓塞指的是肺内血管被堵住，会影响肺内血液正常的循环，堵得稍多一些就会出现胸痛，表现为剧烈刺痛或绞痛，同时伴有呼吸困难。堵得再多时人就像被掐住血管不能呼吸，十分危险，应及时疏通堵塞的血管。

肺癌患者可出现胸痛，在呼吸或咳嗽时加重，早期患者还会出现刺激性咳嗽、胸闷气短，甚至咯血，并伴有逐渐消瘦、乏力以及食欲减退等症状。

爬楼气喘，肺功能欠佳

有的人平地走路没事，可是一爬楼梯、登山，就会喘不过气来，这其实就是心肺功能不佳的表现。由于人体有两个肺，即使一半受损，其余的肺脏仍能保持正常的呼吸，当平地走路时，心肺的工作量较低，所以很难察觉肺功能受损。而一旦爬楼梯，就会加大心肺的工作量，喘不过气、腿酸腿胀都是因为肺功能受损，不能使身体吸入充足的氧气，而引起的缺氧反应。虚弱的肺脏一旦遭受细菌、病毒的侵袭，就很可能会"罢工"，如老年人得了肺炎易出现呼吸功能衰竭（图1-9）。

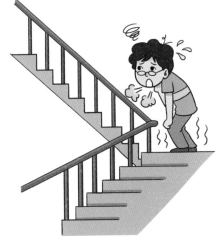

图1-9 爬楼气喘，肺功能欠佳

所以，我们为避免肺脏突然"罢工"，平时应做好肺功能监测。最简单的办法就是能否不紧不慢地一口气爬上三楼而不喘。对于平时不锻炼的年轻人来说，多爬几次，也能锻炼心肺功能。但如果每次爬都很吃力，尤其是有吸烟史的人群，那就说明肺功能多半已受损，这时不宜进行高强度锻炼，因为过多的锻炼反而会使脆弱的肺脏雪上加霜。

正常人的肺功能在40岁以后开始下降，健康人45岁以上应间隔2～3年到医院查一下肺功能，对于有吸烟史、长期接触粉尘、经常咳嗽及有肺炎和支气管病史的人群从40岁开始进行肺功能检查。当肺功能为正常值的70%时，需要进行相应的治疗和保养了。

这些部位发青查查肺功能

身体会直接反映各器官的功能，身体这些部位发青最好查查肺功能。

两手发青

两手发青是肺动脉高压的早期表现，肺动脉是将静脉血液输布到肺中，使静脉血液中的二氧化碳与肺中呼吸进来的氧气进行气体交换。当发生肺动脉高压时，人体的静脉回流就会受阻，上肢静脉回流受阻，双手的末梢就会因缺氧而发青。

肺动脉高压是一种恶性疾病，其愈后较差，可以说，这种疾病就是心血管疾病中的癌症。但肺动脉高压在早期一般没有明显的症状，很难发现，如果你发现自己双手发青，不要掉以轻心，最好到医院进行检查。

嘴唇发青

正常健康的嘴唇是红色的，这也说明体内的动脉血含氧量高，呈鲜红色。嘴唇如果呈青紫色可能是由血液循环不佳所致，可能是天气寒冷导致的身体末端血液循环不良。若长期呈青紫色，就要警惕心肺疾病。

肺源性心脏病、心力衰竭、哮喘、急性支气管炎等心肺疾病患者，大多嘴唇会发青、发紫。尤其是在秋季，心肺疾病的发病率较高，建议心肺功能不佳者每天照照镜子，一旦发现自己嘴唇发青、发紫，就要提高警惕。

指甲发青

指甲可以说是人体气血的外在表现。指甲的色泽和形态，可以反映出人体气血的盛衰，以及脏腑的健康状态。甲板下的甲床上布满末梢毛细血管以及神经末梢，身体的血液循环可以通过观察甲床上的毛细血管形态以及血流状态获得信息。如果指甲发青、发黄，则表明血氧量可能不足，最好做个肺部检查，以便及时发现肺部疾病。如果指甲呈深紫色，通常意味着血液循环不佳，是肺脏疾病和心脑血管疾病的征兆。

通过指甲知健康

指甲苍白，若伴有四肢无力多为血虚；若指盖中间凹陷，多为贫血；指甲若有白色的斑点，表示肝肾亏虚；指甲呈瘀黑色，可能是肝血不足，四肢所得的养分不足；指甲发黑可能是外伤挤压后的瘀血堆积或黑色素瘤；若指甲起坑纹，是神经虚弱的先兆。

测一测：你的肺脏健康吗

这里有几个简单的测试方法，能够让你知道自己离肺脏健康有多远。测试方法，根据你最近1～2周的情况回答以下问题。

心肺功能自测

以不紧不慢的速度一口气登上三楼，会感到明显气急或胸闷？

是（　）说明心肺功能欠佳。

否（　）说明心肺功能良好。

肺活量自测

先深吸一口气，屏住呼吸，计算时间，感觉憋不住时再慢慢吐气。屏气时间越长，表示肺活量越好，肺部老化的速度越慢。

屏气0～30秒：肺活量较差，需及时强健肺脏功能。

屏气30～60秒：肺部健康，但仍需保养肺脏。

屏气60秒以上：肺部非常健康，请继续维持。

肺脏毒素自测

你是否经常出现以下几种症状。

1.皮肤干燥、无光泽、面容憔悴？

2.脸上长痘痘？

3.经常被便秘困扰？

4.经常咳嗽？

5.容易多愁善感？

如果经常出现上述症状，就说明肺脏已经积聚毒素，需要及时排毒。

养肺从细节做起

面对糟糕的雾霾天气，娇弱的肺脏，我们应少一些抱怨、多一些行动，少一些焦躁、多一些细心。养肺防霾应从细节入手，把好肺脏的关，不要让雾霾、香烟、油烟伤了肺脏，还要及时做好肺脏排毒、关注居家健康，别让肺脏缺了氧。

雾霾来袭，防护很重要

防霾口罩，你选对了吗

在雾霾天气外出时，一款好的防霾口罩就是人们呼吸系统的"保护神"。市面上口罩种类繁多，我们该如何选择合适的防霾口罩呢（图2-1）？

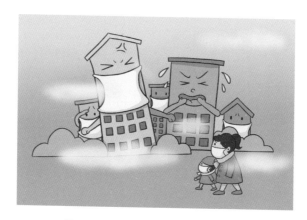

图2-1　雾霾天，请佩戴防霾口罩

防霾口罩大PK

材质

美观的纱布口罩只能滤除大部分的粉尘和细菌，对PM2.5几乎起不到防护作用；活性炭口罩能隔绝异味，但防霾效果欠佳；还有经过消毒的医用口罩，可防飞沫、吸湿，但过滤颗粒物的效果不理想。目前只有KN90和N95才具有过滤颗粒、防PM2.5的能力。KN90是指对小于2.5微米颗粒的捕获能力为90%；而N95是指对小于2.5微米颗粒的捕获能力为95%。

是否贴脸

如果防霾口罩正确佩戴后，在鼻子和下巴周围漏气较多，那么防霾效果就会大打折扣。所以，建议选择封闭性较好的头戴式口罩，而不是挂在耳朵上的口罩。

养肺——抗霾润燥防癌

呼吸是否通畅

佩戴口罩后还要保证正常呼吸，如果呼吸不顺畅，会产生较多的水汽，易引起机体缺氧。从这个角度来说，N95型口罩密闭严、透气性差，肺功能较差、患有呼吸系统或心血管疾病的人群佩戴后，容易引起呼吸困难，所以这类人群宜选择带有呼吸阀的KN90型口罩。

正确佩戴口罩

防霾效果最好的口罩如果佩戴方法不正确，也会大大降低防霾效果，或者易引起气闷、眩晕等问题。那么，如何正确佩戴防霾口罩呢？

第一步：佩戴口罩前，应洗净双手，并用纸巾擦拭自己的脸部，将灰尘和油脂清洁干净。

第二步：将口罩固定带每隔2～4厘米拉松，手穿过口罩头带，金属鼻位向前。

第三步：戴上口罩，并紧贴面部，口罩上端头带位放于头后，然后下端头带拉过头部，置于颈后，调至舒适位置。

第四步：双手指尖沿着鼻梁金属条，由中间至两边慢慢向内按压，直至紧贴鼻梁。

最后检查口罩的密闭性，轻按口罩并进行深呼吸，要求呼气时气体不从口罩边缘泄漏，吸气时口罩中央略凹陷。如果口罩没有盖紧，就需要重新调整位置后再佩戴。

使用防霾口罩的注意事项

◎ 摘戴时应避免内层裸露在空气中，使用完口罩后，可以取干净的吸油纸轻轻擦拭口罩内部，再取干净的塑料袋将其包装起来，以备下次使用。

◎ 口罩的外层往往积聚着大量的灰尘、细菌等污物，摘下后应避免外层接触内层。

◎ 专业的防尘口罩，像KN90和N95都是不能进行清洗的，否则会破坏滤材及口罩的结构，有条件者可以将口罩进行紫外线消毒。

◎ 口罩如果沾到水或出现沾污、损坏，请及时更换。

◎ KN90口罩不宜佩戴超过5天，N95口罩不宜佩戴超过7天。

◎ 咳嗽或打喷嚏时一定要摘下口罩，以免体内的细菌吸附在口罩内层，引起二次吸入致病菌。

◎ 口罩不能与其他人共用。

防霾口罩不宜长时间配戴

在雾霾天外出时，我们应该佩戴专业的防霾口罩，以减少有害物质对呼吸系统的侵袭。不过，需要注意的是，佩戴防霾口罩的时间不宜过长，因为专业的防霾口罩透气性较差，加上佩戴者没有长期佩戴的习惯，易使佩戴者缺氧。如果佩戴过程中出现呼吸困难、头晕目眩等，应及时摘下防霾口罩，并及时将自己的症状告诉身边的人，谨防意外发生。进入室内后，应及时摘下防霾口罩。

通常，非专业人士佩戴防霾口罩的时间不宜超过2小时，连续戴2小时后应取下口罩，让自己透透气。对于特殊人群（如儿童、老年人、孕妇、患有呼吸系统疾病和心血管疾病的人）来说，防霾口罩更是要谨慎佩戴，佩戴时间应相对缩短，以免引起不良反应。

雾霾天出行做好全面防护

在雾霾天气里，大多数人都会"宅"在室内，但总免不了外出，如需要上下班、购置生活用品或接送孩子上学。那么，在雾霾天外出时，该如何做好全面防护呢？

雾霾天不要外出锻炼

有运动习惯的人在雾霾天气最好不要外出锻炼，否则可能会对身体健康造成不利影响。锻炼时，人体所需的氧气量增加，随着呼吸的加深，雾霾中的有害物质会更多地被吸入体内，进而危害呼吸道和肺脏健康。当吸入的污染物较多时，污染物还会进入血液，损伤血管内皮，影响心血管健康，尤其对心血管疾病患者十分不利。特别是秋冬季节的早晨和傍晚雾霾浓度较高，更要减少外出时间（图2-2）。

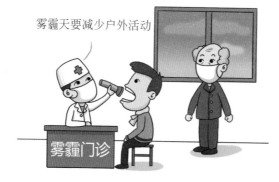

图2-2 雾霾天，请减少户外活动

养肺——抗霾润燥防癌

一天中比较适合运动的两个时间段分别是早上6～7点和下午4～5点，但早晨雾霾较重不宜外出运动，从7点后由于上班高峰会导致空气质量变差，到中午才有所好转，到下午4点左右空气质量达到最佳。而5点以后，陆续有人结束一天的工作，空气质量又开始有所下降。所以，雾霾天想要运动的话，最好在中午到下午4点之间选择一个时段外出锻炼。

雾霾天出行巧选时间段

避开上下班的高峰期

上下班高峰期由于车辆拥挤，汽车尾气排放量远远高于其他时间段，这个时候的空气质量是一天中最差的。加之，人口密度大，氧气浓度下降，此时戴着口罩出门容易出现头晕目眩等缺氧情况，并非出行的好时机。因此，外出应尽可能选择错开上下班高峰期。

雾霾天何时外出最安全

雾霾天气里，正午12点、下午3～4点是最适合出行的。因为这两个时间段里PM2.5的值相对较低，空气质量相对于其他时间段要好。其次，晚间9～10点也比较适合外出散步或购置生活用品。

不要去人多的地方

雾霾天气本来空气质量就差，人多的地方细菌、病毒也就更多，尤其是一些地方空气流通较差环境，容易引起呼吸系统疾病交叉感染。

雾霾天出行穿搭有讲究

口罩一定要戴

雾霾天外出时，一定要养成佩戴口罩的好习惯，尤其是体质较弱的中老年人和儿童。有的中老年人外出时外表虽然围得严严实实的，但对于PM2.5根本不起作用，所以最好戴上防霾专用口罩。而有的儿童好动，喜欢到室外玩耍，雾霾天尽量不要让孩子外出玩耍，外出时一定要让孩子戴上口罩。

做好身体保护

外出时，最好穿上材质较厚的衣物，围上围巾，减少身体与外界的接触面积，从而减少雾霾对身体的伤害。

头发也要护好

有的人外出时没有戴帽子的习惯，认为雾霾主要侵袭呼吸系统。其实，头发的吸附能力是很强的，当梳头发或风吹头发时，头发就成为了PM2.5的"帮手"。所以，为减少头发与PM2.5的接触，外出时最好戴上帽子。

隐形眼镜不要带

雾霾天气压较低，戴隐形眼镜容易加重角膜缺氧，造成角膜损伤。雾霾中含有较多的细小颗粒，进入眼睛后，可能会被带到镜片和眼球之间，易引起不适。同时，镜片妨碍了眼睛的自净功能，久而久之易产生发红、刺痛、异物感等症状。如果不得不佩戴隐形眼镜，那么回到家应及时摘下隐形眼镜，并用专用护理液浸泡。

回家后及时清洁

外出回家后，衣物、双手、面部残留着大量空气中的有害物质，应脱去外套，仔细清洗双手和面部，尽可能减少身体表面的污染物。

雾霾天出行工具的选择

走路时要匀速快走

雾霾天气外出步行时，应匀速快走，这样一方面可以缩短在雾霾中的停留时间，减少与PM2.5的接触；另一方面匀速能保持均匀的呼吸，不会增加呼吸的次数，以免吸入更多的PM2.5。

减少骑车出行

习惯骑自行车或电动车出行的人，应尽量避开早晚交通拥挤的高峰时段，或者改乘公交车。因为汽车尾气中含有很多未燃烧的化学成分，骑车出行时，肺部容易吸入大量的污染空气。

驾车出行需注意

雾霾的一个主要来源就是汽车产生的尾气，所以为了我们赖以生存的空气，应尽量避免开车出行。如果不得不开车时，在开车过程中我们还需注意以下几点。

◎ 少开车窗：在雾霾天开车时，应尽量减少大幅度打开车窗，以免

养肺——抗霾润燥防癌

可吸入颗粒物带入车内，或吸入体内。

◎ 开启内循环：空调系统是与外界接触的通道，外界空气会通过空调系统进入车内，所以雾霾天开车时最好开启空调的内循环，以减少可吸入颗粒物的进入。

◎ 打开车灯：雾霾天气里空气的能见度较低，所以行车时一定要保持安全的车距，降低车速，并打开车灯。

◎ 清洁滤芯：雾霾天过后，应及时清理或更换空气滤芯或空调滤芯，以免过多的微小颗粒积聚，引发气体流量不畅，造成发动机"没劲"或空调出风不正常。

雾霾天出行要保持好心情

> 由于雾霾天空气能见度差，车速减慢，交通会比以往更加拥堵，人也容易感觉压抑、烦躁。心情糟糕不仅不能解决问题，反而会导致血压升高、心跳加速等问题。在这种情况下，应调整好自己的心态，听首欢快的曲子或闭目养神一会儿都是不错的方式。

雾霾天宅在家别忘了通风

雾霾中含有较多的有害物质，只要呼吸就会把大量的有害颗粒吸入肺部，所以雾霾天应尽量避免外出，最好"宅"在家里。

雾霾天最好宅在家

在本书的第一章中，我们已经详细介绍了雾霾对人体健康的危害，即便外出时戴上口罩也不能完全避免雾霾对人体的影响。首先，我们要明确的一点是，防霾口罩虽然能起到防霾的作用，但不能百分之百的防霾，PM2.5仍可危害呼吸系统，并且PM2.5还可对露在外面的皮肤造成伤害。另外，长时间佩戴口罩还会对人体健康造成不利影响，尤其是肺功能较弱的老人和儿童，长时间戴口罩易憋气，严重时可导致身体缺氧。所以，在雾霾天应尽量减少外出的次数和时间，多待在室内能减少雾霾的伤害。

在雾霾天气里"宅"在家，要注意适当调适心情，可以看个喜剧电影、听听音乐，找些能让自己开心的事情做。否则，雾霾天气待在家里，却保持着沉闷的心情，同样会影响身心健康。尤其是老年人朋友，如果在雾霾天气里心情抑郁，很可能会诱发"三高"的并发症，加重身体不适。

雾霾天该不该开窗

在室外空气良好的情况下，每天都应该打开窗户，让新鲜的空气进入室内。但在雾霾天开窗，室外高浓度的PM2.5就会趁机侵入，使室内也被雾霾笼罩，给人体健康带来威胁。

雾霾天不开窗户，固然可以减少PM2.5的伤害，但如果室内空气中含氧量不足、二氧化碳浓度升高，就会感觉呼吸不畅。在这样的环境下待2小时以上，人就会出现昏昏欲睡、头昏脑涨、呼吸困难等症状。与生命必不可缺的氧气相比，PM2.5的伤害是缓慢的、可以避免的。

另外，家具、装饰等会释放各种有毒、有害气体，抽烟、做饭也会产生污染物，人们外出回家时还会携带微生物和细菌。如果不开窗通风，屋内的微生物、细菌和有害物质含量将逐渐累加，甚至高于室外。所以，雾霾天也需要适时开窗通风，但要注意方法和技巧。

雾霾天开窗通风有讲究

开窗要注意时间段

开窗换气最好避开雾霾较重的时间段，一般上午8 ~ 10点，是每天上下班的高峰期，汽车尾气排放量较大，PM2.5浓度较高，所以雾霾天最好不要在早晨或傍晚开窗。雾霾天最佳的开窗时间是正午12点左右，此时阳光最强，雾霾的浓度有所下降。其次，夜间9点以后，感到阵阵凉风时，PM2.5的浓度也会有所降低，此时开窗能使新鲜的空气进入室内。

需要注意的是，开窗通风也不要选择在风力较大的时候，以免扬尘使室内进入更多污染的空气。一般情况下，可在静风条件下，每天开窗2次，每次20 ~ 40分钟，也可以每天间隔2小时打开窗户保持通风15分钟。

不宜把窗户完全打开

雾霾天气里，开窗除了要注意时间段外，也不宜把窗户完全打开。

正确的方法是将窗户开一条拳头宽的小缝，然后用风扇或通过抽风机在小缝边上抽风，把室内沉闷的空气抽到室外。

安装过滤功能的通风窗

现在很多商家可以定制具有微粒过滤功能的通风器、通风窗或进风系统，这样室外污染的空气在进入室内前就能得到过滤、净化。需要提醒的是，过滤网在使用的过程中也会不断地积聚有害物质，如果不及时更换，就会成为室内空气的污染源，所以一般经过2~3个月就需要更换一下滤网或机芯。

窗台上摆放一些小植物

雾霾天经常光顾时，可以在阳台、露台及室内种植一些吸附能力较强的绿色植物，如绿萝、万年青、虎皮兰、常春藤等，不仅能吸附少量的PM2.5、甲醛等污染物，还能进行光合作用增加室内空气的含氧量。

最好使用空气净化器

雾霾天室内也难免受到PM2.5的侵袭，加上通风比平时要差，室内的空气质量令人担忧。在家里准备一台空气净化器，在关闭门窗时可以使用净化器来净化室内的空气。空气净化器能最大程度过滤有害的颗粒物，从而保证室内空气质量。没有空气净化器的家庭可以选择打开空调，开启抽湿功能，能避免室内氧气低、空气不流通的现象。

门窗和窗帘也很重要

PM2.5是非常微小的颗粒，如果门窗密闭性较差，即使整天不开窗户，雾霾也会侵入室内。因此，如果居住在雾霾较重的城市，最好将家中的门窗更换为密闭性能较好的材质。开窗时，窗帘作为室内和室外的隔离层，也会成为雾霾侵袭的主要对象，当遇上微风习习的天气时，这些有害颗粒就会随风飘散到室内，所以为避免窗帘成为污染源，每次雾霾结束后，最好及时清洁窗帘。

选择一款空气净化器

在雾霾的影响下，室内的环境也会受到影响，选择一款适合的空气净化器是保持室内环境健康的首选。空气净化器能够吸附、分解或转化各种空气污染物（一般包括PM2.5、粉尘、花粉、异味、甲醛之类的装修污染、细菌、过敏原等），能有效提高空气的清洁度，可用于家居、办公室、商场、医院等场所环境的清洁。常见的空气净化器主要有以下几种（表2-1）。

表2-1　几种常见的空气净化器

种类	空气净化器的作用原理
过滤型	过滤型空气净化器一般使用高效能空气过滤器或活性炭滤网，可以过滤微小颗粒，吸附甲醛、苯、氨气等有害气体。过滤型净化器随着不断的使用，滤网的吸附能力会不断下降，所以需定期更换滤芯
静电型	静电型空气净化器通过电离使颗粒物带电，从而使之被吸附。这类空气净化器吸附颗粒物效率较高，但对较大颗粒和纤维捕集效果差，易引起放电，且清洗麻烦费时，易产生臭氧，形成二次污染。选购此类产品时，一定要查看检验报告
光触媒型	光触媒型空气净化器是在紫外线的作用下，生成具有极强氧化作用的自由基，将甲醛、苯、甲苯、二甲苯、氨等有毒有害气体、污染物、臭气、细菌等氧化分解成无害的二氧化碳和水，净化效果持久。这类净化器必须经光照催化才能发挥作用，所以使用时应避免遮住净化器或光源
负离子型	负离子空气净化器中的负离子装置能生成负离子，利用负离子本身具有的除尘降尘、灭菌解毒的特性来对室内空气进行净化。其与传统的空气净化器的不同之处是以负离子作为作用因子，主动出击捕捉空气中的有害物质。不过，负离子装置在产生负离子的同时，也会产生臭氧，若室内臭氧浓度过高，也会危害身体健康
天然型	天然空气净化器的工作原理是利用晶体石膏灯挥发负离子来吸附空气中的杂质、屏蔽电器有害射线。天然型的净化器不仅具有净化空气的能力，还能发出增加情趣的奇妙灯光。不过，由于该型净化器的属性比较天然，灭菌的效率比其他机械式净化器的净化效率要低

选购合适的空气净化器

了解自己的需求

　　不管购买什么种类的产品，自己的需求是第一位的，购买空气净化器时应根据住宅环境的需求选择相应功能的空气净化器。如新装修的家庭宜选择负离子型空气净化器，能有效净化甲醛等装修污染；家装石质材料居多的家庭，宜选择天然净化器；家庭多受粉尘类颗粒污染，宜选择过滤型、静电型、光触媒型空气净化器。同时，选择空气净化器还需考虑到家庭成员的情况，如有婴幼儿的家庭不宜选择释放臭氧的空气净化器。

净化能力的强弱

空气净化器净化能力的强弱主要看两个指标：适用面积和CADR（每小时空气洁净量）。要根据自己家庭需净化的面积来选择空气净化器，一般30平方米的房间选择120立方米/小时的空气净化器就可以。

净化器噪音值

一般电器在使用过程中都会发出噪音，如果噪音过大，就会对情绪、身体状态和活动造成影响。因此，最好选择无噪音或者是低噪音的空气净化器。

质量是否过关

一些商家的宣传有时会言过其实，消费者可能抱着较高的期待买到的商品，质量却未必过关。所以，应尽量从正规的渠道购买，同时尽可能选购大品牌、口碑好的产品，以保证买到质量放心的产品。

空气净化器你用对了吗？

现在的空气净化器大多是智能化操作，使用起来简单方便，可随时改善家居环境。同时在使用过程中还应注意以下几点，才能使空气净化器更好地发挥其功效。

空气净化器摆放有讲究

空气净化器使用时摆放的位置非常重要，最好摆在房屋中间，或在使用时离开墙壁1米以上的距离，尽量不要靠墙壁或家具摆放，以免气流受到遮挡影响净化范围。另外，空气净化器周围有害气体较多，因此不要摆放在离人群较近的地方。

空气净化器的使用时间

一些人为保证室内良好的空气质量，使空气净化器24小时持续运作，这种做法是完全没有必要的，反而会增加净化器的损耗。如果在室外空气质量较好的状态下，开窗通风对身体健康更为有益；如果为了净化室内空气环境，可以选择隔天开2小时空气净化器；如果在雾霾天，应保证空气净化器连续运作4小时以上。另外，在阴雨天气里，应适当缩短使用带有加湿功能的空气净化器。

使用时最好封闭门窗

使用空气净化器时，最好关闭门窗，能保证良好的净化效果。

使用时要注意安全

在使用空气净化器时，一定要消除安全隐患，如家里有小朋友的，最好把空气净化器放在高处，以免儿童发生触电；使用活性炭滤芯和高效过滤型的净化器时要远离火源，以免发生火灾；不宜在有人的房间使用臭氧型净化器。

这样做提高净化效率

空气净化器运行初期，建议开启最大风量档并保持运行至少30分钟后，再调至其他档位，以达到快速净化空气效果。如果使用空气净化器来净化装修后带来的室内气态污染（如甲醛、苯、甲苯等），则建议有效通风后再使用。在夏季和冬季，空气净化器与加湿器联合使用净化效果更佳。

避免造成二次污染

空气净化器工作时，污染物会被吸附在过滤网上，过滤网吸附饱和之后就会释放有害物质，反而变成"污染源"。因此，平时应定期清洁和保养空气净化器，即使在空气质量较好的情况下，连续使用滤网的时间也不宜超过半年。

另外，在使用会产生臭氧的净化器时，应注意通风，避免连续使用时间过长，以免刺激肺部，引起喘、咳嗽、胸闷等症状。

 空气净化器不能代替通风

空气净化器虽然能在一定程度上降低空气中有害物质的含量，但如果不注意通风，长时间密闭的环境会造成室内氧浓度下降、二氧化碳浓度升高，易导致人体缺氧。所以，最好在空气质量相对较好的时间段，适当开窗通风换气。

吸烟伤肺，戒烟是关键

戒烟从现在开始还不晚

吸烟对身体百害而无一利，有的吸烟者甚至抱着反正已经危害身体健康了，还不如不戒的想法。这样的想法是十分可笑的，这只是给自己吸烟找的一个借口而已，事实上，越早戒烟，你就能越早享受到戒烟带来的好处。

戒烟越早开始越好

尽早戒烟对身体的益处见表2-2。

表2-2　尽早戒烟对身体的益处

戒烟持续时间	戒烟给身体带来的好处
戒烟24小时	给心脏、血压和血液系统带来益处，脸色有明显改善
戒烟48小时后	随着尼古丁的排出，味觉和嗅觉开始变得灵敏
戒烟72小时后	呼吸变得更加轻松，同时整体精神状态也有所改善
戒烟3～9个月后	大部分呼吸问题都得到了改善，并且肺部的效率增加了10%
戒烟1年后	冠心病的超额危险性比继续吸烟者下降一半，冠心病的发病率减少
戒烟5年后	患脑卒中的危险性降低至从不吸烟者水平
戒烟10年	患肺癌的危险性比继续吸烟者降低一半，患口腔癌、喉癌、食管癌、膀胱癌、肾癌、胰腺癌的危险性也大大降低
戒烟15年	患冠心病的危险与从不吸烟者相似，并且死亡的总体危险度恢复到从不吸烟者水平

建议一本戒烟日记

想要戒烟，不妨先把自己想要戒烟的理由写下来，这样会更加坚定戒烟的决心，能在戒烟过程中更好地坚持下来。下面列举了几条常见的理由作为参考，认真地想一想自己的戒烟理由，写下来后可以在戒烟的过程中每天看一看。

◎ 因为已经生病，想要戒烟还身体健康。

◎ 因为自己想预防吸烟引起的疾病。

◎ 因为不想吸烟危害家人健康。

◎ 因为办公室不让吸烟。

◎ 因为不喜欢自己受烟瘾支配。

◎ 因为不想通过吸烟来缓解压力。

◎ 因为想呼吸到更加顺畅的空气。

◎ 因为不想把钱花在吸烟上。

◎ 因为不想把时间浪费在吸烟上。

◎ 因为自己并不享受吸烟的过程。

◎ 因为自己不想成为一辈子的烟民。

◎ 因为我真心地想要爱护自己身体。

上述这几条可以适用于大部分戒烟者，还可以试着写出自己吸烟的理由，对比一下，看看是不是戒烟对人生的益处更大呢（图2-3）？

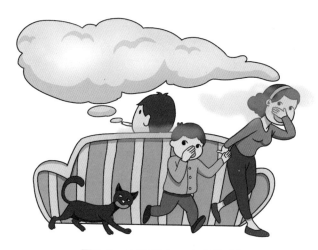

图2-3 为了家人，应立即戒烟

戒烟和借口说拜拜

"吸烟有害身体健康"是众所周知的事情，可是有些人为自我安慰，给自己找了很多不戒烟的借口。要想远离吸烟的伤害，成功戒烟，首先就要和这些冠冕堂皇的借口说拜拜。

借口一：吸烟有利于社交

这是很多男性不戒烟的借口，认为自己是不得不吸烟的。其实，吸烟利于社交完全是谬论，很多不吸烟者也是社交达人，而很多嗜烟如命者未必擅长社交，所以吸烟对社交起到的作用远不如你想象的那么重要。研究发现，我国男性初中以下文化程度的吸烟者占63%，而大专以上文化程度的吸烟者只有44%。这组数据也让我们对于吸烟形成的社交圈开始重新设定。

借口二：人活着就要享受

一些人奉行享乐主义的价值观，认为人活着就应该最大程度地享受快乐，才不会浪费生命。这种观念本身无可非议，但这不是吸烟的借口，吸烟会缩短生命，影响身体健康，又如何能最大程度地享受生命呢？可能有人会说，吸烟能给人带来快乐的感受，但我们要知道这种感受是虚幻的、短暂的、不健康的，我们可以通过更健康的方式来愉悦自己的生命。

借口三：有些人吸烟却很健康

有些人可能吸了一辈子烟，活得却很健康，这确实给吸烟者带来了很大的心理安慰。但我们要知道这样的人毕竟是个例，每个人的体质不同，这些看起来很健康的吸烟者，如果不吸烟，身体可能会更加健康。戒烟可减少很多疾病的发病率及病死率，包括脑卒中、外周血管性疾病、慢性阻塞性肺疾病、肺炎以及胃和十二指肠溃疡等。

借口四：吸低焦油卷烟没关系

有相当一部分吸烟者有这样的误区，如果吸低焦油卷烟，并且浅吸就不会对人体造成伤害。这也是自我欺骗的一种方式，浅吸低焦油卷烟的方式只是在一定程度上减少了每次吸入有毒物质的量，并不代表没有伤害，如果比普通烟吸得更多，那么对身体的伤害一点儿也不亚于普通烟。

借口五：戒烟非常困难

香烟中的尼古丁虽然对人具有成瘾的作用，但事实上人们对烟草的依赖没有人们想象中的那么强。从科学的角度来说，所有的烟瘾都是可以戒除的，并且很多情况下都是不难做到的。

借口六：戒烟后体重会增加

吸烟会让人的味觉麻木，戒烟后味觉逐渐恢复敏感，会使胃口变好，容易不知不觉摄入较多的食物。因此，戒烟后体重可能会在短时间内增加几公斤。但体重增加与吸烟的危险性相比，是可逆、可控的，体重增加后可以通过增加运动量来控制。

戒烟不妨试试这些方法

戒烟除了要下定决心外，关键在于行动起来，掌握一些戒烟的小妙招，你会发现戒烟并没有你想象中那么难。

选择哪种戒烟方式

表2-3　戒烟方法及注意事项

戒烟方式	适用人群	具体做法	注意事项
彻底戒烟	适用于吸烟不严重、烟龄不长的人群，如烟龄不超过10年，每天吸烟在10～15支以内	下定决心，在某一时间突然并完全停止吸烟	彻底戒烟要注意戒断症状，一旦发生应给予及时处理。一般戒断反应不会超过3周
逐渐戒烟	适用于严重吸烟或烟龄较长的人	逐渐减少每天吸烟的数量，还可以将香烟换成过滤型或尼古丁含量较低的香烟。当每天吸烟量减少到10支或更少时，可尝试每支烟只吸半支，最后不吸	逐渐戒烟首先应制订好戒烟计划，并坚持下来，不能中途放弃

戒烟小妙招

抓住戒烟时机

戒烟也要选择合适的时机开始，如在患感冒或消化道疾病时，生理上会对香烟产生一种自然的厌恶感，此时戒烟能取得事半功倍的效果。

和别人打个赌

和别人打个赌，说自己一定要成功戒烟，这样可以增加戒烟的动力，并且他人还能在你戒烟过程中鼓励你、监督你。

寻找戒烟伙伴

自己戒烟就像一个战士在战斗，很容易打退堂鼓，如果找个同伴一起戒烟，彼此相互鼓励、相互监督、相互理解，则更容易戒掉烟瘾。

正常看待戒烟

我们应知道，戒烟最大的受益者就是自己，我们应把戒烟当做不吃糖、不吃零食一样正常。有的人在戒烟过程中，会认为自己坚持一段时间非常不容易，一旦产生这种想法很容易满足自己，容易复吸。

扔掉香烟产品

决定戒烟首先应扔掉自己所有的香烟、打火机和烟灰缸，以免见到这些物品时，又产生烟瘾。

远离吸烟人群

在戒烟期间，应避免参加朋友间的聚会，以免看见别人抽烟激起烟瘾。另外，平时也应远离吸烟的人群，如中午吃饭时避免和吸烟的朋友一起。当亲友或同事邀请你吸烟时，一定要坚决拒绝。

吃些零食缓解

长时间吸烟已经成为一种习惯，戒烟后嘴巴里常感觉缺点什么。戒烟时，不妨在口袋里准备一些零食，如硬糖、巧克力或薯片等，在特别想吸烟时吃点零食以缓解。

拒绝咖啡因

人们对香烟具有一定的依赖性，而咖啡、可乐、红牛等含咖啡因的饮料会激起人们吸烟的欲望，容易使戒烟半途而废。戒烟过程中还应避免饮酒，因为酒精会降低大脑对香烟的警觉性。

多吃水果、多喝水

戒烟者应该多吃水果，可以帮助缓解戒烟引起的不适感。在两餐之间多喝水，能促进尼古丁尽快排出体外。

替代香烟减压法

很多人习惯通过吸烟来缓解工作和生活的压力，戒烟后如果压力没有得到及时地纾解，可能就会寻求老办法——吸烟。其实，生活中缓解压力的方式有很多，如吃块口香糖、户外运动、听听歌或绘画等，尝试一些新的方法来减压，从而减少对香烟的需求。

享受戒烟的乐趣

当戒烟后，可以算一算每天可以省下多少钱，每年一共省了多少钱，这样可以保持戒烟的动力。戒烟后，每天还会省下很多闲暇时间，可以用这些闲暇时间做些喜欢的事情，让自己学会享受戒烟的乐趣。

做喜欢的事情

每天做一些自己喜欢的事情，沉浸在其中，可以避免因无事所做而产生想要吸烟的冲动。

按压戒烟穴辅助戒烟

戒烟穴位于手上列缺穴和阳溪穴的中点处，将两手虎口交叉食指指腹搭在手背上，能感到一个凹陷的位置就是戒烟穴。手指用力按压后有酸痛感，经常按压戒烟穴能使人对烟味产生厌恶感。

轻轻松松应对烟瘾发作

戒烟过程中最大的考验就是烟瘾发作，烟瘾一般分为生理烟瘾和心理烟瘾。

生理烟瘾：烟草中的尼古丁是一种能够侵害人体神经系统的神经毒素。尼古丁就像麻醉剂一样，刚开始吸食可能并不适应，但当血液中的尼古丁达到一定浓度时，就会反复刺激大脑并使各器官产生依赖性，此时烟瘾就缠身了。所以，很多吸烟者认为吸烟可以提神、解闷、消除疲劳等作用并非烟草对人体产生的积极作用。

心理烟瘾：是人们常说的吸烟理由，或长时间形成的条件反射和思维定式，如压力大时吸烟，以后再遇到类似的情况就会犯心理烟瘾。要想摆脱心理烟瘾，就要客观看待吸烟这件事，改变自己的思维定势，寻找替代方式。

形成烟瘾后，一旦停止可能就会出现渴望吸烟、烦躁、忧郁、精神难以集中、头痛、昏昏欲睡、胃肠功能失调等症状，但"戒断反应"因人而异，程度也会有所不同。

重拾香烟更伤肺

有些烟民戒烟后，因难以忍受烟瘾而复吸，其对身体的危害更大。因为复吸者比其他吸烟者的烟瘾更大，其吸入香烟的数量要比戒烟前更多，并且每口吸烟的程度更深。复吸后会加重现有病情，其危害可能还会大于戒烟前对人体的危害，其中最严重的可引起呼吸功能衰竭。

因此，吸烟者一旦决定戒烟，就要坚决抵制香烟的诱惑，克制烟瘾，彻底戒烟，以免复吸加重烟瘾和对身体的损害（图2-4）。

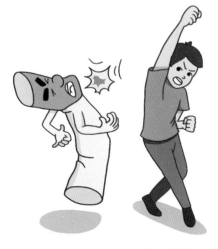

图2-4　戒烟要靠毅力和方法

应对烟瘾的小方法

烟瘾发作时，并非我们想象的难以忍受，每次烟瘾发作一般只会持续数分钟，只要每次烟瘾发作时，坚持过了这一小段时间，就能逐渐战胜烟瘾。

时刻提醒自己

时刻提醒自己吸烟的坏处，告诉自己世界上已经有成千上万的人戒烟成功，坚信自己一定能够做到。

分散注意力

烟瘾难耐时，可以找点事情做来分散精力，看自己平时做什么最容易集中精力，就做什么。情绪糟糕时，可以多闻一些有芳香气味的花或香水来缓解。

仰头深呼吸

当烟瘾来袭时，可以仰头深呼吸，把新鲜的空气一直吸到心窝处，也就是烟瘾发作时最难受的地方，然后像吐烟似的张嘴吐气，这样也会使体内尼古丁的含量大大降低。坚持深呼吸几次，烟瘾就会过去。

喝杯茶水减少烟瘾

茶水中含有丰富的维生素和茶多酚，能排出烟草在体内残留的尼古丁和其他有害物质，减少尼古丁的浓度，并使人产生愉悦感。

守好凌晨这扇门

一般凌晨的烟瘾要比一天中其他时刻大，戒烟一天后，体内的尼古丁含量微乎其微，身体会排斥吸烟，但心理想抽。这时就要克制好自己，可以起床喝点果汁或做做运动。

拖一拖也无妨

忍不住想吸烟时，不要急于满足自己，最好回想一下自己戒烟的原因，可以嚼块口香糖或把玩一下笔来缓解想要抽烟的欲望。如果仍然难以克制烟瘾时，可以让自己去一个比较远的地方买烟，缓慢地步行过去，尽量放慢穿衣服、走路等动作，期间还可以看看路边的风景，拖过烟瘾发作的这段时间，但一定要守住最后一道坎，不能复吸，否则前功尽弃。

应对戒烟后的不适

烟瘾越大，戒烟后越容易产生不适，但也不要过分担心，这些情况一般在戒烟1～2周后便会消失，下面一些措施也能帮你应对戒烟后的不适反应（表2-4）。

表2-4　戒烟后常见不适及应对措施

不适症状	应对措施
疲倦	多给自己一点睡眠时间，白天可适当小睡，也可饮茶来振奋精神
紧张不安	到户外散步或听听音乐，做些能松弛神经的事情
头痛	躺下来做几个深呼吸，泡个热水浴或者按摩一下头部
暴躁	请身边的人谅解你由戒烟引起的脾气暴躁，还可以在暴躁时打球、跑步
失眠	下午适当做些运动，晚餐避免进食辛辣食物和浓茶，睡前喝杯牛奶
喉咙痛	多吃流质食物，增加饮水量，必要时可服用咽喉含片
饥饿	饮用低热量的饮品，或准备一些健康的小吃
头晕	要加倍小心，换姿势时动作要缓慢
胃痛	饮大量的流质，日常饮食多食富含膳食纤维的食品
体重增加	饮食均衡搭配，适当增加运动量

"二手烟" 伤肺没商量

二手烟并不是主动地吸烟,而是被迫接受其他吸烟者喷吐出的烟雾。研究发现,如果吸二手烟的时间超过15分钟,那么危害就等同于主动吸烟。

吸二手烟就是被动受害

对于被动吸入二手烟的人群来说,是非常不公平的,明明自己没有吸烟,但烟雾对身体的危害一点儿也不逊色于主动吸烟者。二手烟首先会损害呼吸系统,易引发哮喘、慢性阻塞性肺疾病、肺结核、肺炎、肺癌等疾病。二手烟雾中可散发出超过4000种粒子物质,这些物质大部分都是很强烈的刺激物,其中至少有40种在人类或动物身上可引发癌病,大大增加了被动吸烟者患肺癌的概率。二手烟中的粒子会在空气中停留数小时,吸入体内后容易与氡气的衰变产物混合一起,对人体健康造成更大伤害(图2-5)。

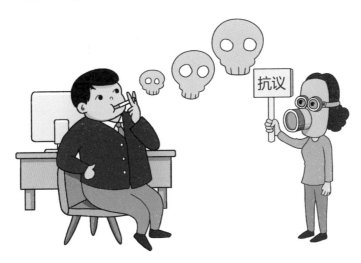

图2-5 吸烟易危害他人健康

二手烟对弱势群体伤害更大

被迫吸入二手烟的大多是家里的孩子、妻子和父母等弱势群体,他们对香烟中有害物质的抵抗能力较弱,长期暴露于二手烟的环境下,很容易损害身体健康。例如，刚出生的婴儿长期在二手烟的环境下，容易呼吸吃力，易患呼吸系统疾病，还会影响婴儿正常的生长发育，造成体格发育迟缓、哭闹不安、喂养困难等；儿童长期处于二手烟的环境下，易损害神经系统，造成智力低下，甚至多动症，并为日后的健康埋下隐患；孕妇长期吸入二手烟，增加了妊娠期高血压等的发病风险，还可通过胎盘影响胎儿发育，造成早产、流产、发育畸形等严重后果；女性长期吸入二手烟增加患乳腺癌、宫颈癌的风险，并容易导致脸色灰暗、皮肤皱纹增加；老年人长期吸二手烟易患上冠心病、慢性阻塞性肺疾病、哮喘、支气管炎等疾病，并增加了患阿尔茨海默病的概率。

与二手烟的危害形成鲜明对比的是，人们对二手烟有害的知晓率仅为35%。并且很多人认为只要打开窗户，烟雾中有毒物质对人体的危害就是微乎其微的。千万不要再自欺欺人，继续忽视吸烟和二手烟的危害，为了自己和家人的健康，最根本的办法仍是戒烟。

被吸烟，究竟该怎么办

虽然相关部门已经明确提出不能在室内吸烟，但对于大多数烟民而言，这条规定形同虚设。很多人仍会在家里、办公室或公共场所吸烟。那么，我们该如何避免吸入二手烟以及尽量减少二手烟的伤害呢？

避免吸入二手烟

禁止在家里吸烟

家是让人休息的场所，如果家里整天烟雾缭绕，那感觉一定很糟糕。所以，对于家里有烟民的朋友，应尽量劝诫他们戒烟，这样对全家人的健康都好。如果戒不掉的话，也应禁止其在家里吸烟，可以到楼道、通风口或户外吸烟，以免烟雾滞留在家中。

及时提醒周围的人

很多人遇到他人吸烟时，不好意思提醒或制止，这样自己只能默默忍受二手烟，尤其是在办公室内如果不加以提醒，很可能长期在二手烟雾的环境中工作。在公共场所，环境是大家的，我们有理由为自己能够呼吸新鲜的空气提醒周围的人不要吸烟。你的一句提醒，别人就有可能掐掉香烟，使周围人免受二手烟的伤害。

远离吸烟人群

在购物、用餐时，尽量选择无烟商场或餐厅，尽量远离公共场所设置的吸烟区。在路上、公交车站等地方，如果身边的人在吸烟，尽量离他远一些，站在上风处。如果办公室有人吸烟，可以去一下洗手间或到室外走5分钟，待室内的烟雾散一些再回去。

降低二手烟的伤害

科学降低二手烟的伤害方法见表2-5。

表2-5　科学降低二手烟的危害

方法	作用
经常开窗通风	开窗通风可以及时吹散空气中烟雾，最大限度地降低二手烟的伤害。如果通风条件不允许的话，必要时可以用扇子扇走烟雾，加快空气流通
处理烟蒂	吸完烟后，别直接在烟缸里熄灭，那样粉尘容易被吸进鼻腔，最好用水浇灭烟头或扔到装水的纸杯里
借助蜡烛、香	点蜡烛可以消除烟味，点香可以驱赶烟灰，花露水可以减轻烟味损害
空气净化器	在经常吸烟的室内，可以准备一台空气净化器，在他人吸烟时及时开启，以减轻二手烟污染
种一些绿植	在办公室和家里种一些绿植，如吊兰、常青藤等，能吸附空气中的有害物质，减轻二手烟对人体的危害。还可以种植一些鲜花，芳香的气味有助于减轻二手烟雾引起的烦躁感
每天洗澡换衣服	二手烟会吸附在头发、皮肤和衣服上，对身体持续造成伤害。如果办公室或是家里有烟民，最好经常洗澡换衣服，以去除身上吸附的二手烟
保持室内清洁	每天应擦桌子、擦地板，保持室内清洁，这样可以清除大部分二手烟尘
多喝水、多运动	勤喝水、多排尿，能将吸入的烟毒尽快排出体外。每周至少安排3次以上的运动，促进排汗，能加速体内有毒物质的排泄
补充维生素	多吃富含维生素的新鲜水果和蔬菜，能提高身体免疫力，减少人体对毒素的吸收和体内毒素的积累

油烟危害，煮妇很受伤

不要把油烟关在厨房里

一些煮妇做饭时没有开窗户的习惯，或者觉得炒一个菜没有必要开抽油烟机，这样的不良习惯，会使油烟每天围绕在你身边（图2-6）。

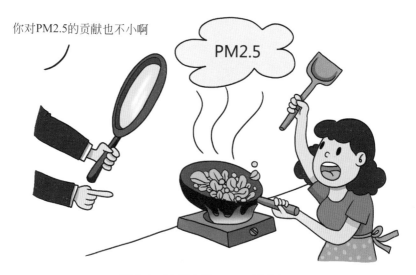

图2-6　油烟也是PM2.5的来源

研究表明，炒菜时产生的PM2.5可以在短短5分钟内从38微克/立方米增加到787微克/立方米。可见，油烟的危害有时比雾霾还要大。那么，想要及时排出油烟，有哪些方法呢？

开窗通风

做饭时最好开窗通风，让空气产生对流，做饭后也要继续开窗通风至少10分钟，避免油烟沉积在家中。特别是在冬季不要因为担心冷空气入侵而紧闭门窗，做饭时也应开窗通风。

抽油烟机

抽油烟机利用机械化的方式能及时将炉灶燃烧的废物和烹饪过程中产生的有害油烟迅速抽走、排出室外，能减少污染，净化空气，并有防毒、防爆的安全作用。在厨房安装一台性能良好的抽油烟机是必不可少的。

排风扇

排风扇主要具有排风的作用，对于通风不良的厨房，安装一个排风扇很有必要。排风扇由于没有防油的功能，使用一段时间后，叶片、电机上沉积的油垢就会降低排风扇的使用价值，所以应定期清洁排风扇。

吸附油烟

在厨房摆放一些可以吸附油烟的活性炭、茶叶、洋葱等物品，可防止油烟长时间飘浮在空气中，损害人体健康。

保持厨房卫生

厨房产生的油烟冷却后，就会凝聚在纱窗、玻璃、抽油烟机、瓷砖上，当再次做饭局部温度升高时，油垢就会受热飘浮在空气中。所以，每次做完饭后，要及时清理一下厨房，并且定期清洁玻璃、纱窗、抽油烟机、排风扇。

烧水煲汤也需要排油烟

有的煮妇只在炒菜时才想起抽油烟机，在烧水、煲汤时认为没有油烟就不需要使用抽烟机。但这样燃料燃烧产生的废气就容易在厨房聚集，并向客厅、卧室扩散，进而长期污染室内环境，影响身体健康。所以，在使用燃气时一定要开窗通风或使用抽油烟机。

请改变你的烹调方式

油烟浓度的大小和平常所用的烹饪技巧息息相关，如果我们能选择合适的烹饪技巧，就能在很大程度上减少油烟的危害（表2-6）。

表2-6　油烟浓度与烹调方式

	产生油烟的烹调法		远离油烟的烹调法
煎炸	煎炸食物时，厨房里的空气污染指数可以在短短几分钟内飙升为重度污染，长时间煎炸食物对身体的伤害不低于吸入汽车尾气	煮	采用煮的方法烹调食物，PM2.5上升最不明显，整个烹调过程中PM2.5的浓度只轻微上升，对空气污染的影响可以忽略不计
爆炒	中国人炒菜喜欢先爆香佐料，这样烹调出来的菜肴滋味更加香浓，但爆香的过程中PM2.5的浓度会急速上升。此外，很多人偏爱爆炒，也会在短时间内产生较多的油烟	蒸	采用蒸的方法烹调食物，油烟产生较少，PM2.5上升也不明显，还可以保留食物中的营养价值，适宜煮妇们经常采用
烧烤	烧烤被作为燃煤、汽车尾气、工地扬尘之后"典型的空气污染源之一"，在家里烧烤，其对人体危害更大	凉拌	不论是生拌还是熟拌，都能避免油烟的产生，同样可以保留食材中的大部分营养素，是很健康的烹调方法

烹饪时宜变通小细节

烹调时，适当变通一下烹调步骤，也能减少油烟，如可以用水煎代替油煎、用滑水代替滑油、以煎代炸等，这样不仅可以减少烹饪油的使用，而且口感并不逊色于原有的烹调方式。

炒菜少油烟的方法

做饭过程中，油烟主要是炒菜过程中产生的，炒菜油烟大，采用蒸、煮、拌的方式更为健康。但炒菜仍是大多数烹饪菜肴的首选方式，那么有什么办法能减少炒菜过程中产生的油烟呢？

不要等要冒烟后再放菜

过去使用的烹饪油在130℃就开始冒烟，而现在烹饪油的冒烟点一般在200℃左右，日常炒菜合适温度为180℃，所以不用等到油冒烟再放菜。这样菜会让烹调油迅速降温，从而避免温度过高产生油烟，同时也能较好地保留菜中的营养素。

开火的同时打开抽油烟机

一些煮妇们习惯等到油烟大量产生后才开启抽油烟机，但要知道在产生油烟之前，烹饪油受热已经产生了有害物质，加上燃气燃烧产生的废气也会对人体造成伤害。所以，最好在开火的同时打开抽油烟机，等炒菜完成后还需继续开5分钟，这样抽油烟机才能最大程度地减少油烟（图2-7）。

食物先焯水再炒

肉类食物在炒之前可以先焯一下水，以减少脂肪。不易熟或易吸油的蔬菜在炒之前先焯一下水，可减少烹饪油的使用量。另

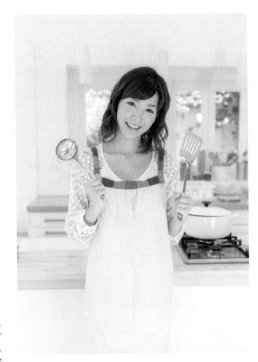

图2-7　请试试这些烹饪方式

外，炒蔬菜时还可以沿锅边加一点儿水，然后盖上锅盖焖一会儿，再略微翻炒，这样不仅能减少烹饪油的使用量，而且熟得也快。

炒菜时要少放油

做荤素搭配的炒菜时，应尽量少放油，利用肉类中的油脂来烹饪。单独炒蔬菜时，也要尽量少放油，保证不粘锅即可。

不要反复使用烹饪油

煎炸过食物或曾经加热过的烹饪油，其烟点会明显下降，再次用于炒菜时，会产生更多的油烟，若反复使用多次，则对健康的危害更大。因此，使用过的烹饪油最好倒掉，每次炒菜最好用新油炒。

选择油烟少的烹饪油

市场上常见的植物油按质量分为4个等级，分别是一级、二级、三级

和四级。一级、二级油精炼程度较高，具有无味、色浅、烟点高、低温下不易凝固等特点，适用于炒菜等较高温度的烹调；而三级、四级油的精炼程度低，色泽深、烟点低、杂质高，在烹调过程中产生的油烟较大，但其中保留了部分的胡萝卜素、叶绿素、维生素E等，适用于做汤、炖菜或调馅。

厨房用具的选择有讲究

◎ 用电磁炉代替燃气灶。油烟的另一个来源是燃气燃烧过程中产生的有害物质，用电磁炉代替燃气灶可以减少厨房油烟。但电磁炉有电磁辐射，在选购时要选择有国家认证的产品，在使用时选用不锈钢的电磁炉锅具以减少电磁泄漏。

◎ 宜选平底锅。圆底炒锅由于锅体受热不均，易出现粘锅，为防止粘锅人们就会增加烹饪油的使用量。所以，最好选择平底锅，因锅底受热均匀，只需少量的油就可以铺满锅底。

◎ 宜选厚底锅。用薄底锅炒菜时，由于温度上升较快，非常容易冒烟，而用厚底锅炒菜可以延缓油温上升，从而减少油烟产生。

◎ 少用炒菜锅。平时可尽量多使用微波炉、电饭煲、电烤炉等厨房电器烹饪菜肴，这样可以大大减少厨房内的空气污染。

买抽油烟机别花冤枉钱

抽油烟机可以说是厨房的必备电器，购买一台靠谱的抽油烟机，是减少厨房油烟的关键。那么，挑选抽烟机时应注意哪些内容呢（表2-7）？

表2-7　科学选购抽油烟机

选购要点	具体要求
款式合适	如果经常做中式烹调，抽油烟机最好选择侧挂式的，这样距离灶具近一些。另外，进风口较深的深灶式抽油烟机的排烟性会相对较好
吸力大小	吸力是抽油烟机重要的功能指标，吸力的大小直接影响抽油烟机的吸烟效果。吸力的大小在一定程度上取决于电机的功率大小，但不完全是电机功率越大，吸力越大。如果烹调时不喜欢爆炒，电机功率小一点儿也无妨
方便清洗	抽油烟机的清洗在日常维护中非常重要，所以在购买时最好选择易拆卸滤网的抽油烟机。另外，自动清洗式抽油烟机无法彻底清洁油烟，不宜选购
噪音低	吸油烟机在额定功率、额定频率下，以最高转速档运转，会产生较大的声音，尤其是很多传统吸油烟机噪音非常大。选择抽油烟机时，可以开启后试一下，一般噪音越低越好

请专业人士安装

　　购买抽油烟机前，要进行专业的预埋烟管和橱柜测量。安装时要考虑使用人的身高、呼吸带。所以，最好请专业人员帮忙安装抽油烟机，才能保证油烟机最大程度地吸收做饭时产生的油烟。

抽油烟机的保养清洁

　　安装抽油烟机后并非一劳永逸，还需要在使用过程中经常保养和清洁，否则抽油烟机的风机及机器内腔大量积油、堵塞，会影响吸油烟的效果。

外壳的清洁

　　清洁抽油烟机时，首先应拔掉插头，以免触电。平日使用后应趁着抽油烟机上的余热，用抹布沾清洁剂擦拭一下机体外壳。

扇叶和油网的清洁

　　平时应定期将油网拆卸下来，用中性清洁剂浸泡擦洗，因为油网可以保护扇叶片，所以最好每隔半个月就清洁一下油网。

储油盒的清洁

在使用前，可以先在储油盒内贴一层保鲜膜，当储油盒快满时，将保鲜膜抽起扔掉即可，这样可以防止油污凝结在盒壁上，不易清洗。同时，对于易积油的开关处，也可用保鲜膜覆盖，方便清洁。

养肺，排毒必不可少

饮食排毒，清洁肺脏

医学研究发现，人每天的呼吸过程会将约8000升的空气送入肺中，空气中飘浮的细菌、病毒、粉尘等有害物质也随之进入肺脏。如果肺部有了毒素不及时排出的话，这些毒素很容易损伤肺脏，甚至会引发肺炎、肺结核、肺癌等疾病。

饮食排毒是一种天然的排毒方式，合理饮食能加强身体的代谢能力，提高解毒功能，同时还能减少肺脏对毒素的吸收，起到保护肺脏的作用。

传统医学认为，白色食物是保养肺脏的好选择，适当多吃白色食物对我们的肺部健康很有好处，可以滋润肺部，保持肺部湿润和清洁，达到辅助防霾、促进肺脏排毒的功效。常见的养肺排毒的白色食物有山药、白萝卜、莲藕、银耳、百合、杏仁等。

此外，黑色食物中的黑木耳、黄色食物中的蜂蜜、红色食物中的草莓、紫色食物中的葡萄、绿色食物中的绿豆等也是清除肺脏毒素的好帮手，平时宜适当多吃。

 白色食物最好煮食

营养专家提醒，由于白色食物多寒凉，生吃容易伤脾胃，最好煮熟后食用，并且把几种白色食物搭配在一起食用，往往能收到更好的清肺效果。

运动排毒，强健肺功能

现代人常缺乏锻炼，心肺功能使用的非常有限，会慢慢导致心肺功能下降，进而导致肺脏毒素不断积存。坚持有规律的锻炼，能增强心肺功能，把充足的氧气和养分带到身体各组织器官，并把毒素排出体外。适量的运动还能按摩五脏，促进全身的血液循环，加强新陈代谢，从而能排出血管中的毒素、增强自身免疫力（图2-8）。但是运动的种类繁多，哪些运动对肺脏排毒效果更佳呢？

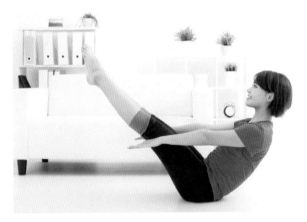

图2-8　运动是调养身心的好方法

扩胸运动

扩胸运动能锻炼胸部和背部的肌肉，消除肺部因伏案而造成的压抑感，促进肺部吸入更多的氧气，增强心肺功能。扩胸运动随时随地都能练习，而且运动量不大，非常适合慢性阻塞性肺疾病患者练习，一般每次运动时间控制在20～30分钟即可。

腹部运动

腹部运动通过揉压、推压、扭转等方式能促进肠道蠕动，及时帮助肠道把肺部吸入的毒素通过排便的方式排出体外。多做腹部运动，还能按摩腹腔中的脏器，协调全身各脏腑功能，并减少腹部脂肪，具有减肥瘦身的效果。

弹跳运动

弹跳运动可以刺激淋巴系统排毒，改善循环和呼吸系统，并能松弛紧张的情绪，降低血液中胆固醇含量。所以，养肺防霾不妨每天适当进行一些跳跃运动，如跳绳、原地跳跃等。

练习瑜伽

瑜伽是现代人修身养性的时尚运动，非常适合在室内训练肌肉、延展肌肉，能促进机体排毒和释放压力。在雾霾天气里，我们也可以做一些瑜伽动作，不仅能促进身体排毒，也是一次心灵的洗礼。

 运动最好微微出汗

> 运动如果达到微微出汗的状态，排毒效果更佳，汗液会带走身体内的毒素，让我们的肺脏清爽起来。

情绪排毒，不受霾影响

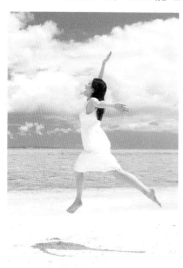

科学研究发现，阳光能给人带来积极向上的情绪，而雾霾则容易使人郁闷、消沉。在雾霾天气里，情绪低落、郁闷、压抑等不良情绪容易累积，变成"心毒"，从而影响个人的工作、人际交往，甚至损害健康。心理和身体是相互影响的，当心情处于积极状态时，能使身体处于最佳的功能状态，增强对雾霾的抵抗力，促进肺脏排毒。为此，心理学家告诫大家，雾霾天气，心理排毒跟身体排毒同样重要。

让心里阳光明媚

在雾霾天里，不要让雾霾影响了你的情绪，要让自己的心充满阳光，开心度过每一天（图2-9）。

图2-9 放飞心情，活在阳光里

积极的自我暗示

积极自我暗示能在不知不觉中对自己的意志、心理以至生理状态产生积极的影响。所以，每天应多给自己一些积极的自我暗示，如"我会度过开心这一天""我一定可以""我每天都在进步"。另外，还要时刻提防自己的负面暗示，拒绝"做不到""不可以""糟糕""倒霉"等负面词语。

多和乐观的人交朋友

如果经常与悲观的人相处，他们整天处于抱怨、担心、惶恐、不满中，这种情绪、思维也会潜移默化地影响你看待问题的角度。生活中要多与乐观的人相处，不知不觉中你也会受到影响，以积极的视角看待问题，乐观地生活。

多吃些快乐水果

最常见的可以使人感到快乐的水果要数香蕉了，香蕉能振奋精神、提高信心、减少忧郁。苹果中散发的特殊香气，能使人的精神变得轻松愉快，减少压抑感，还可改善失眠的状况。葡萄柚、樱桃及其他一些色彩鲜艳的水果，也具有改善情绪的功效。

试着穿鲜亮的衣服

心理学家认为，穿鲜亮色的衣服能给人带来积极的心理影响。例如，穿着翠绿、鲜橙黄、天蓝、粉红等亮色系的衣服能使人的心情变得如阳光般灿烂。另外，想改变心情的人还可以在自己办公桌、房间床头柜上摆放一个色彩明亮、带着笑容的公仔或花朵盆栽，并经常对着暖色摆设微笑。

情绪糟糕不要怕

我们每天都会经历大大小小的事情，不可能一切都尽如人意，难免会产生负面情绪，生活中我们该如何应对这些恼人的坏情绪呢？

和朋友倾诉

当心里感觉郁闷、抑郁、焦虑、悲伤、痛苦等负面情绪时，千万不要将情绪闷在心里，不妨向家人或朋友倾诉。在倾诉过程中，他人的关心不仅能带给我们温暖，也许还能帮助我们找到更好的解决问题方式。

允许自己哭泣

生活中遇到不开心的事情，痛痛快快地大哭一场，然后心理的不快感就会消失大半。痛快地哭泣可以将身体内部的压力释放出来，强忍眼泪还会影响健康，所以当感觉委屈、愤怒、悲伤时，要遵从自己的感受，允许自己放声痛哭。

到户外去吼一吼

在气头上时，如果对别人大喊大叫，很容易伤害他人感情，甚至造成不可挽回的后果。最好到树林、旷野中吼一吼，宣泄不良情绪，并且大自然的环境还有净化心灵的魔力。另外，高声歌唱也是不错的宣泄方式，嘹亮的歌声也能帮你赶走糟糕的情绪。

睡前给精神卸卸妆

当负面情绪不断累积达到一定程度时，人可能每天都会被这些情绪占据，变得不快乐。因此，心理学家建议，最好每天睡前给精神卸卸妆，不要让负面情绪"滚雪球"。

学会冥想疏压

冥想能缓解身体紧张，并放松大脑神经、缓解心理压力，从而使人进入平静快乐的状态。有规律的冥想能改善大脑活动、代谢、血压、心率等，并改善心肺功能、增加呼吸深度。每天最好冥想45分钟，能给身心带来诸多益处，如果时间紧张，在睡前冥想5 ~ 10分钟也可以改善心情，提高睡眠质量。

睡前泡个热水澡

睡前泡个热水澡，能使疲惫一天的身体得到放松，在沐浴时可以让水从头到脚流过我们的身体，想象水流仿佛将当天经历的一切不快和烦恼都冲刷地无影无踪。

听首舒缓的音乐

音乐能提高大脑皮质的兴奋性，使人心情活跃，缓解心理紧张状态，并促进人体分泌多种益于身体健康的激素、酶、乙酰胆碱等生理活性物质。睡前适宜听舒缓的音乐，如轻音乐、古典音乐、冥想音乐、自然之声、梵音等都是不错的选择。

养肺——抗霾润燥防癌

睡眠排毒，提升抗霾力

睡眠是新陈代谢活动中重要的生理过程，排毒和细胞更新大多数是在睡眠中进行。医学家通过大量的研究数据证明，长期熬夜的人不仅身体底子差，而且更容易受到雾霾的侵袭。

睡眠充足不熬夜

长期熬夜或睡眠不足，会导致人体免疫力和对PM2.5的抵抗能力下降。夜晚休息不好，身体各个脏器不能得到充分的休息，那么身体的解毒、排毒工作就会受阻。夜间3～5点，肺脏排毒效率达到最高点，这个时间段处于良好的睡眠状态中能将体

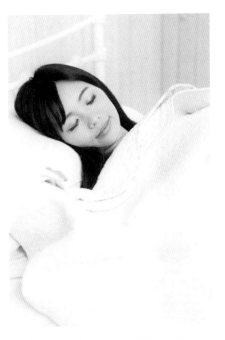

图2-10　充足睡眠可增强免疫力

内80％以上的PM2.5颗粒通过呼吸排出体外，并且肺部也会分泌出较多的黏液纤毛体，帮助清洁肺脏。

晚上11点至凌晨3点是肝脏和胆囊的排毒时间，只有在熟睡状态下才能使肝脏和胆囊发挥更好的排毒作用。如果超过晚上11点还不入睡或睡眠质量不佳，就会影响肝脏解毒功能的发挥，易导致体内毒素堆积。所以，每天一定要在晚上11点之前入睡，保证每天睡足8小时（图2-10）。

帮你打造优质睡眠

◎ 睡前玩手机、看电视、运动、思考或吃东西等，都会使大脑兴奋，很难保证优质睡眠。所以，睡前应使自己保持安静状态，听一些舒缓的睡前音乐、做个冥想、泡个热水脚都是不错的选择。

◎ 睡眠环境的好坏直接影响我们的睡眠质量。高度适中的枕头和软硬适中的床是优质睡眠必不可少的单品；居室内通风良好、光线黑暗、温度适宜、无噪音干扰，能帮助人体进入深层次的睡眠。

◎ 一个舒适的睡姿有助于机体进入高质量的睡眠状态，并且对健康也有一定的益处。通常情况下，仰卧或右侧卧睡姿都是极佳的选择。

应对失眠的小妙招

失眠是让人痛苦的事情，尤其是在雾霾天气里，如果身体得不到充足的休息，还会影响肺脏排毒。那么，有什么办法可以改善失眠吗？

◎ 养成按时作息的好习惯，建立规律的睡眠时间，这样每天到了睡眠时间，身体就会发出睡眠信号，使人产生困意。

◎ 如果白天运动量严重不足，人在夜晚就很容易失眠。所以，白天最好进行适量运动，夜晚来临时人容易产生疲倦，更易进入睡眠状态。

◎ 睡前泡脚有助于促进全身的血液循环，使身体处于一个舒服、温暖和放松的状态，让人更容易进入睡眠。

◎ 睡前喝杯牛奶，能帮助解除一天的疲劳，放松大脑神经和身体，使人更容易进入睡眠状态。

午睡利于肺部休息

在雾霾天气里，适当进行午睡，能减少各器官的疲劳，有助于肺部的休息和排毒。另外，午睡还能提高记忆力、使思维变得活跃，有助于提高下午的工作效率。不过，午睡的时间不宜过长，应控制在1小时以内。需要注意的是，吃完午饭后不要立即午睡，也不要趴在桌子上睡觉。

雾霾天别贪睡

　　雾霾天里过度贪睡，会导致激素出现异常波动，使人白天出现精神不振、昏昏欲睡等情况，夜晚却异常清醒、辗转难眠。长此以往，人的生物钟出现紊乱，还会影响各脏器正常功能的发挥。所以，不管是在雾霾天还是在假期，都应保持良好的作息习惯，以帮助保持机体的抗霾、排毒能力。

通便排毒，让人一身轻

我国传统医学认为"肺与大肠相表里"。如果大便排出不畅或无力排出，这往往是肺气出了问题。肺气下达，才能有节奏地推动糟粕沿大肠向下传导。反之，如果因强忍便意、大便干燥等引起的排便困难，还会导致腑气不通，肺气上逆，影响肺脏经络的疏通，不利于肺脏排毒。

保持肠道通畅

便意来了不要忍

便意是肠道给我们的排便信号，是人体自然的生理反应。但许多人工作繁忙，常为了手头的工作忽视便意。长期忽视、强忍便意，对人体健康危害极大。

当产生便意时，是大肠已做好了排出体内毒素的准备，忽视便意后这些毒素就会在体内停留，大肠便会对其重新吸收，久而久之易诱发肠道中毒。粪便在肠道内如果长时间滞留，还会压迫肠道静脉，使肛门直肠周围的静脉血液循环发生障碍，从而诱发痔疮。长期忽视大肠的排便信号，还会导致排便反射越来越弱，容易导致便秘。

所以，有了便意就要立即排便，遵循身体自身的规律，是保证身体健康简单有效的方法。

定时排便好习惯

早晨5~7点是大肠的排毒时间，这个时间段便意较明显，肠道蠕动比其他时间段更快，能将绝大多数的糟粕和毒素排出体外。所以，宜在这个时间段养成定时排便的习惯，帮助身体建立排便反射。有人在清晨很难感受到便意，不能顺利排便，只要坚持每天早晨蹲一蹲，对肠道进行规律、定时的刺激，排便也会规律、顺畅起来。

排便时要专心

很多人排便时喜欢看报纸或玩手机，这样人的注意力集中在大脑，大脑分给排便的信号减弱，容易出现排便困难，延长排便时间。一般情况下，排便时间不宜超过5分钟，排便时间过长还易导致便秘或引发痔疮。

防止便秘有妙招

晨起一杯温开水

早晨空腹喝一杯温开水，能软滑大便、促进肠道蠕动，利于粪便顺利排出，还能为身体补充夜晚消耗的水分、促进血液循环。如果伴有便秘，可在水中加入两勺蜂蜜，蜂蜜可润滑肠道、软滑大便。经常饮用蜂蜜水，还能令肌肤弹性、有光泽。

饭后适当走一走

有句老话说得好"饭后走一走，活到九十九"。吃饱饭后，休息一会儿散散步能很好地促进胃肠蠕动，利于食物的消化、吸收，预防便秘。

和辛辣食物说拜拜

生活中，不少人无辣不欢。适当食用辛辣食物可以促进血液循环，加速新陈代谢，但如果过度食用辛辣食物则易造成上火，诱发便秘。因此，在雾霾天气里，为保证排毒更加顺畅，心情更加愉悦，最好暂别辛辣食物。

多吃润肠食物

要想在雾霾天气里，保证肠道顺畅排毒，可以适当多吃一些润肠的食物，如富含水分的食物能润滑粪便、润滑肠道；富含膳食纤维的食物能加快肠道蠕动；富含胶质的食物能吸附肠道的有害物质。

少穿紧身衣

不少女性朋友喜欢通过穿紧身衣、塑身衣和佩戴束腹带来调整身形、减肥。殊不知，此举不仅无法起到减肥的作用，还会影响通便排毒。紧身衣等会抑制肠道调节排便活动的副交感神经，使大肠内消化液分泌减少，导致推动粪便至肛门的能力随之降低。当发生便秘时，造成的小腹坠胀、脸上长斑反而影响女性的形体美。

居家健康，做对这些事

健康家居从装修开始

房屋装修，不仅要体现美观，更重要的是保证居住的舒适，有益身心健康。甲醛是家装污染的主要来源，其作为一种有机溶剂在装修中无法避免，区别主要在于含量多少。要想装修一套无毒、无污染的健康住房，首先应从选好装修材料开始。

家具的选择

大部分家具和橱柜都是用胶合板和高密度板制作的，这些材料中会释放出甲醛，一般胶合板中的甲醛释放缓慢，往往需要几年的时间才能释放完全。所以，建议选择天然的实木材料，其甲醛含量较少，表面的油漆挥发得较快。另外，还可以选用不锈钢橱柜，但这些高质量橱柜往往价格比较高。

油漆的选择

装修过程中使用的油漆如果释放出强烈、刺鼻的味道，就说明其中含有较高浓度的甲醛。应尽量选择正规品牌的净味漆或低挥发性有机化合物（VOC）的涂料产品，这样在墙面施工结束后，室内的甲醛含量要相对少很多。

如何清除装修后的甲醛

通风是最好的散味方法

新房刚装修好，甲醛浓度极高，及时通风能帮忙散去大部分的甲醛。任何去除甲醛的产品，都不如通风去除甲醛更有效。如果室内通风不良，可以在室内安装排风扇，加快空气流通。甲醛完全释放掉需要3～15年，在使用通风法的同时还需要搭配使用其他方法（图2-11）。

空气净化器除甲醛

空气净化器适宜在室内无明显味道、但仍有甲醛残留的条件下使用，能在一定程度上减轻室内空气污染的程度，但只能起到辅助作用。需要注意的是，开启空气净化器时最好关闭门窗，以提高空气净化器的工作

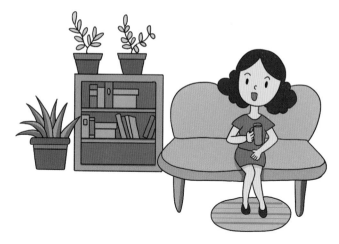

图2-11　家是温馨的港湾

效率，装修完成后前期仍要以通风为主。

活性炭吸附能力有限

活性炭能吸附室内甲醛，但活性炭的吸附能力有限，而且当活性炭达到饱和后，其吸附甲醛的能力就会降低。所以，最好在后期使用活性炭，并注意定期更换。

绿植吸附甲醛好帮手

有的绿色植物具有净化空气的作用，如绿萝、芦荟、虎尾兰等，能在一定程度上降低室内甲醛含量。

光触媒清除甲醛

光触媒法是在光照条件下，发生催化反应，释放出氧化能力极强的自由氢氧基和活性氧，可杀灭细菌、分解有机污染物，把有机污染物分解成无污染、无害的物质，因而具有极强的杀菌、除臭、防霉、防污自洁、净化空气等功能。但光触媒必须在有紫外线的条件下使用，所以这种方式很难去除抽屉、柜子背面等见不到光线地方的甲醛。

使用甲醛清除剂

甲醛清除剂是利用化学反应，将甲醛转变为毒性和刺激性较低的甲酸、甲醇。这种方法虽然能在一定程度上降低甲醛含量，但会产生新的有害物质，所以不建议大量使用甲醛清除剂。

警惕室内氡污染

氡气是一种无色无味的天然放射性气体，被列为肺癌的第二大诱因。氡与人体脂肪具有良好的亲和力，会对细胞造成损伤，诱发癌变，其对人体的伤害可潜在影响子女健康。氡主要存在于水泥、砂石、天然大理石等建筑材料中，所以装修时尽量减少石材、瓷砖等易产生辐射和氡气的材料，购买时应选择符合国家标准的建筑材料。

每天勤开窗，居家更健康

现代都市人有60% ~ 80%的时间在室内度过，室内空气质量的好坏直接影响人体健康。如果长时间处于密不透风的环境，身体就会提出抗议，经常开窗通风还会给身体带来很多意想不到的好处。

开窗通风好处多

保持空气新鲜

室内各种化学装饰材料的使用、家具的配置、人群活动以及人体呼吸产生的一些挥发性物质都会引起空气污染，进而引发各种疾病。每天适当开窗通风，使有害气体及时散发出去，有助于保持室内空气新鲜，让肺脏畅快呼吸。

减少室内细菌

温暖、光照差、空气不流通的环境适宜细菌和病毒的生长、繁殖，人长期处于这样的环境中想躲开细菌和病毒都很难，很容易患呼吸道疾病。开窗通风可以破坏细菌和病毒的生长环境，减少室内致病因子，阳光中的紫外线还能起到消毒的作用，能让你安心地"宅"在家。

获得负离子

研究发现，空气中的负离子能改善免疫系统、呼吸系统及中枢神经系统的功能，对健康十分有益。但密闭的室内负离子的含量微乎其微，所以每天应勤开窗，以便增加室内负离子的含量。

靠谱的开窗通风法

前面我们已经详细介绍了如何在雾霾天气里开窗，在空气质量良好的天气里，开窗通风又有哪些讲究呢？开窗的最佳时间分别是上午9~11点和下午2~4点，每天宜开窗3~4次，每次30分钟即可。如果赶上阴天的话，最好不要开窗通风，因为阴天气压较低，空气中的污染物难于消散，甚至易发生光化学烟雾。

居家生活要注意防尘

> 居家生活不可避免地会产生尘埃，人一次呼吸就可吸入5000多万粒灰尘。灰尘进入呼吸道后，会刺激鼻黏膜，还有一部分会附着在气管和支气管上，甚至小的灰尘可贴在肺泡上，引起肺泡发炎。另外，细菌通常会附着在灰尘上，随着呼吸这些细菌便会进入体内。可见，居家生活防尘工作不容忽视，宜经常用湿布擦拭家具表面的灰尘，拖地时拖把应保持少量水分，尤其是风沙较大时不宜开窗通风。

舒适的室温和湿度

一个舒适的居家环境少不了合适的温度和湿度，同时适宜的温度和湿度会对人体健康起着直接的作用。

一般来说，人体在室内感觉最舒适的温度是15~18℃，如果室内空气不流通或者相对湿度小于35%，且室内气温超过25℃时，人体就开始从外界吸收热量，就会有热的感觉。若气温超过35℃，这时人体的汗腺开始启动，通过微微涔汗散发积蓄的体温，心跳加快，血液循环加速，就会感到头昏脑涨，全身不适和疲劳，有昏昏欲睡的感觉，而且酷热难熬。

相反，当气温低于4℃以下，人体便会感到寒冷，交感神经系统兴奋性增高，体内儿茶酚胺分泌增多，会使肢体血管收缩，心率加快，心脏工作负荷增大，耗氧量增多，严重时会导致心肌缺血、缺氧，引起心绞痛。当室温在8~18℃时，人体就会向外界散热，加上室内微风吹拂流通，室内相对湿度在40% ~ 60%之间，就会感到身体舒适（图2–12）。

湿度对人体的影响，在室内舒适温度范围内不太明显。仅仅从相对湿度来讲，人体最适宜的空气相对湿度是40% ~ 50%，在这个湿度范围内空气中的细菌寿命最短，皮肤会感到舒适，呼吸均匀正常。根据气象专家统计，当相对湿度达30%时，在气温达38℃时人才有可能中暑；当相对湿度达80%，气温为31℃时，体质较弱的人有时也会引起中暑。

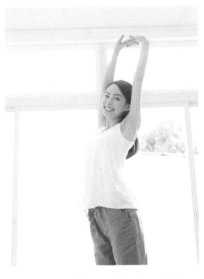

图2-12　请调节好温度和湿度

一般情况下，春秋季节温度和湿度比较适宜，在夏季和冬季要特别注意室内温度和湿度的调节。

夏季室内温度不宜过低

夏季炎热难耐，有些人把室内温度调得较低，认为这样才舒适。其实，炎热的夏季，室内温度保持在26℃才是舒服且不易患病的温度。如果室内温度过低，人从火热的室外突然进入阴凉的室内，身体很难迅速调整，会产生一系列不适反应，如皮肤血管、汗腺和皮脂腺收缩，并由此导致神经调节紊乱，表现为头晕、易倦、全身不适、精神不振及免疫功能下降等，特别容易患感冒、胃肠炎、肩周炎、面部神经麻痹等，这尤其是心脑血管患者的大忌。

另外，有的家庭会采取在室内洒水的方法来降温，这样的方法虽然可行，但也要以适度为原则，如果导致湿度过高，使热量无法排出，也会引起不适。

冬天室内温度不可过高

寒冷的冬季，根据人体的生理状况和对外界的反应，室内温度宜保持在18 ~ 22℃最为适宜。如果室温过高，室内空气就会变得干燥，鼻腔和咽喉容易发干、充血、疼痛，有时还会流鼻血。在过高的温度下，人也会变得烦躁、注意力不集中、精确性和协调性变差、反应速度降低等。如果室内外温差过大，人在骤冷骤热的环境下，还容易伤风感冒。

对于老人和高血压患者而言，室内外温差更不能过大。因为室内温度过高，人体血管舒张，这时要是突然到了室外，血管猛然收缩，会使老人和高血压患者的大脑血液循环发生障碍，极易诱发脑卒中。

别让电器成为污染源

家用电器已然成为人们居家生活中不可或缺的小帮手，但如果一些电器使用不当，反而会成为室内的污染源。

加湿器用错了肺遭罪

室内空气相对比较干燥时，人就会感觉不舒服，使用加湿器能增加室内湿度，并减少空气悬浮颗粒物。

同时，适宜的湿度利于细菌、病毒的繁殖，加湿器的水箱容易滋生细菌，这些细菌进入呼吸道后可引起炎症，甚至引发"加湿器肺炎"。另外，如果把自来水直接倒入加湿器中，水中的有害成分和氯气、钙、镁等物质便会随着加湿器的喷雾挥发到室内空气中，很容易引起呼吸系统疾病。

那么，生活中我们该如何正确使用加湿器呢？

及时调节

天气与室内外的温度不是固定不变的，因此加湿器的湿度也应该随之变化，不要把加湿器调到自认为合理的湿度后就置之不理，以免湿度不适引发身体不适。

定期清洗

定期清洗加湿器可防止病菌随着水蒸气一起飘散在空气中，避免诱发呼吸系统疾病。

不要添加杀菌剂

添加在加湿器中的杀菌剂被人体吸入后可损伤肺细胞，易引发肺炎。

不要直接添加自来水

自来水水质较硬，含有多种矿物质和有害物质，直接倒入加湿器中不仅会形成水垢，影响加湿器的使用寿命，还会污染室内空气。最好为加湿器添加纯净水或蒸馏水等杂质较少的水。

哪些人不宜使用加湿器

> 患有关节炎、风湿病、糖尿病的患者不宜使用加湿器，以免室内湿度较大加重病情。

空调也会引发健康危机

在享受空调给我们带来惬意的同时，不要忽视空调的安全隐患，尤其是长期吹"脏空调"容易招惹疾病。

空调内部易藏污纳垢，适宜的温度、湿度又为细菌、病毒的滋生和繁衍提供了合适的条件，如果长年不清洁空调，易使灰尘堆积、细菌滋生繁殖。开启空调后，这些在空调内的灰尘、细菌，甚至螨虫被吹入室内，从而传播疾病。长期生活在这样的环境中，易产生头晕、乏力，并引发感冒、发热、呼吸道感染、过敏性肺炎、过敏性支气管炎、哮喘等疾病。

空调室内的空气由于长时间在空调中循环使用，室内空气中的负离子显著减少，易造成人体内分泌紊乱，出现头晕、头痛、疲劳倦怠、食欲减退、心慌、胸闷等。

另外，长期处于空调房中，还容易引发"空调病"，出现胸闷、头晕、恶心、乏力、记忆力减退、鼻塞、打喷嚏、耳鸣等症状，甚至还会降低人体的抗感染能力。

那么，在使用空调的过程中我们应注意哪些呢？

定期清洁

一定要定期清洗空调，最好每隔2个月就彻底清洗一下滤网和散热器。使用空调的房间也应保持清洁卫生，以减少污染源。清洗空调，一般分为以下几个步骤。

◎ 将电源拔掉，打开空调盖进行通风。

◎ 清洗空调外机。用湿抹布擦拭裸露在外部的机壳。

◎ 清洗过滤网。取下过滤网，用清水冲洗过滤网背面。

◎ 清洗空调散热片。对准散热片均匀喷洒专业空调清洗剂，反复喷洒2 ~ 3次，等待约5分钟。

开开停停

使用空调的时间不宜过长，最好开机1 ~ 2小时后关机，然后打开窗户以确保室内外空气的对流交换，使室外新鲜的空气进入室内。

温度不要过低

空调温度温宜恒定在26℃左右，室内外温差不可超过7℃，以免引起体温调节中枢功能紊乱。另外，出汗后进入空调房内，不要急于打开空调，应先用毛巾擦干身上的汗水。

不能直吹

应该将空调安装在家具和家用电器的斜上方，不要让冷气对着人直吹。

居室内谨慎使用化学制剂

空气清新剂和杀虫剂是家居生活中必不可少的化学制剂，让我们可以生活在一个芳香、无虫的环境中。但如果不加节制的使用，也会对人体造成伤害。

空气清新剂会伤肺

居家生活中难免会出现异味，尤其是卫生间更容易产生臭味，于是很多空气清新剂应运而生，那么空气清新剂真的可以清新空气吗？

其实，空气清新剂只能掩盖原来空气中的气味，并不能分解、清除有害气体。不管是固态、液态还是气态的空气清新剂，都含有香料、化学制剂等对人体有害的物质。过分依赖空气清新剂可能会对健康不利，其中对人体危害最大的是1，4–二氯苯（1，4–DCB），过量吸入会造成短期的肺部问题。

居家生活时，要节制空气清新剂的使用，能不用就尽量不用，要及时做好居室内的清洁，从根本上消除臭味来源，并及时开窗通风，减少空气清新剂的使用。

杀虫剂对人体危害大

夏季室内的蚊虫比较活跃，让人非常苦恼，为了减少蚊虫的骚扰，不少人会购买杀虫剂在室内喷洒。杀虫剂能在一定程度上减少室内蚊虫，避免细菌传播，同时也会对人体健康造成影响。

现在大多数的杀虫剂带有芳香气味，容易让人误以为是无毒无害的，其实杀虫剂是由农药加工而成的。杀虫剂的主要成分包括胺菊酯、氯菊酯及部分有机溶剂，由于其含量并不特别高，人体少量接触后不会出现明显的反应。但其毒性仍会通过皮肤表面、呼吸道进入人体，如果室内通风不良，导致居室内杀虫剂浓度较高，容易对呼吸道产生强烈的刺激，导致过敏性咳嗽或者哮喘的发生。

因此，居室内一定要谨慎使用杀虫剂。一般情况下，一周喷洒一次就可以，并且不要大量使用，喷洒后应注意通风换气、擦洗地面。必须提醒大家的是，杀虫剂一定要妥善保管，以免儿童接触发生意外。

巧用绿色植物打造舒适居家

在室内摆放植物盆栽，不仅可以美化家居环境，还可以净化家居空气，提高家人的呼吸质量。绿色植物会通过光合作用，吸收空气中的二氧化碳，释放氧气，增加居室中的负离子浓度，使人身处在家中也能感到宛如大自然般清新的空气。如果你稍微懂点"植物学"，购置具有高效能净化家居空气的植物，让这些植物帮助你吸收室内的甲醛、二氧化硫、PM2.5等有害物质，那么就能最大程度地提高你和家人的健康。下面是几种净化家居空气效率最高的室内植物，赶紧养起来吧（图2-13）！

吊兰

吊兰又名垂盆草、挂蓝，适应性强，非常容易存活，是典型的家居垂挂植物之一，也是植物界里鼎鼎有名的"甲醛去除之王"。吊兰能在微弱的光线下进行光合作用，并吸收室内80%以上的有害气体，其中

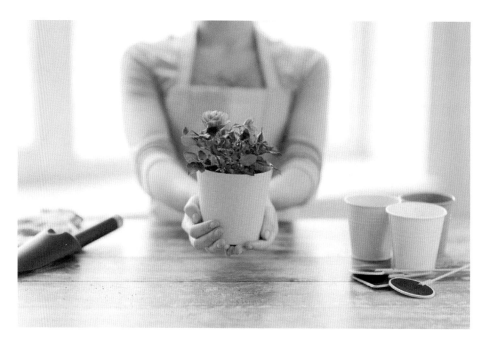

图2-13 学着养点绿色植物

以吸收甲醛的能力最为显著。因此，新装修的房子里最好多通风并养上几盆吊兰以吸收甲醛。通常情况下，一盆吊兰在8～10平方米的房间内，吸收有毒气体能达到90%以上。此外，吊兰还能将火炉、电器、塑料制品散发的一氧化碳等有害气体吸收殆尽，还能分解苯，吸收香烟烟雾中的尼古丁等比较稳定的有害物质，故吊兰又有"绿色净化器"的美称。

吊兰是喜阴植物，可以将它放置在没有阳光直接照射的窗户边、电视柜旁、朝北的房间、厨房窗台或家里转角处，让它来帮助净化家居的空气。

虎尾兰

虎尾兰具有很高的观赏价值，能为家居增添一些儒雅之气。同时，虎尾兰是一种高效净化空气的植物，可吸收室内80%的有害气体，并能有效清除二氧化硫、氯、乙醚、乙烯、一氧化碳、过氧化氮等有害物质。在密闭的空间里，约6棵齐腰高的虎尾兰就可以满足一个人全部的吸氧量。在一个五口之家里，种植两盆齐腰的虎尾兰就可以改善整个家居的供氧量。

养肺——抗霾润燥防癌

虎尾兰的摆放与吊兰恰恰相反，需要放置在有阳光照射的窗户边，因为虎尾兰需要进行光合作用才能提高其吸收和分解有毒害物质和气体的效率。

芦荟

在居室内摆放上几盆不同品种、形态各异的芦荟，不仅可以美化家居环境，吸收空气里的毒害物质，还能在外伤时用以救急。所以说，芦荟是一种非常实用的室内观赏型植物。研究表明，一盆芦荟能吸收1立方米空气中所含的90%甲醛，并吸收一些吸尘器都难以吸到的悬浮颗粒，是净化室内空气的"高手"。更令人意外的是，芦荟还具有"空气污染报警器"的功效。当空气中的有害气体含量超过一定的限度时，芦荟的叶片上就会出现褐色或黑色的斑点，以此向我们发出"警报"，提醒人们急需净化空气。

芦荟是一种生存能力极强的室内植物，在摆放上没有太大的讲究。即便是疏于打理和灌溉的芦荟都能自己独活半年，因此无论把它放置在阳光下，还是阴暗环境里，都能生存得很好。

绿萝

绿萝不仅能吸收空气中的三氯乙烯、甲醛等有害气体，还能将甲醛转化成糖或氨基酸等物质，并能吸收和分解室内的苯。据环保学家介绍，刚装修好的新居保持通风状态，并在每20平方米的面积里摆放上一盆绿萝，3个月后就能达到入住标准。

绿萝的摆放没有太多讲究，可以摆放在电视柜边上，或挂在窗台上。

月季

月季是花中皇后，貌似玫瑰，被评选为最美丽的全能型家居空气净化盆栽。相关研究数据表明，月季不仅能净化空气、美化环境，还能大大降低周围地区的噪音污染，调节室内的温度，缓解都市温室效应对家居的影响。在吸收有害物质方面，月季能吸收硫化氢、氟化氢、苯、苯酚等有害气体，同时对二氧化硫、二氧化氮等有较强的抵抗能力，甚至还能吸收部分PM2.5颗粒。

月季的种植需要充足的阳光，因此最佳摆放地点是有阳光照射的窗台。

教你如何与宠物和平共处

如果每天和宠物在同一个屋檐下生活，却不了解和宠物的相处之道，那么宠物身上的致病菌就很可能威胁你和家人的健康。

特殊人群要割爱

敏感体质的人不要饲养宠物，以免自己反复出现过敏反应；生病期间最好将宠物交由他人照料，因为此时身体抵抗力差，容易感染宠物身上携带的细菌、病毒；备孕或已经怀孕的女性不宜长期与宠物接触，以免感染弓形虫病，引起流产或死胎。

宠物要定期检查

平时应定期带宠物到医院进行体检，定期给宠物注射疫苗。

经常给宠物洗澡

勤给宠物洗澡是保持宠物卫生的重要措施，应准备一个专用的宠物盆，一边给宠物洗澡一边梳理宠物毛发，防止宠物毛发飘浮到空气中。给宠物洗澡时，最好戴上口罩、手套，洗完后也要重视自身的衣物和手部的清洁。

宠物的便便及时处理

要训练宠物到固定的场所进食和排便，并及时清理宠物的食物残渣和粪便，防止长时间裸露在空气中，滋生细菌。清理后要及时洗手。

和宠物保持距离

给宠物准备一个固定的居住和活动地点，不要和宠物亲密接触，如抱着宠物睡觉、和宠物亲吻等。另外，宠物碰过的食物也不要再食用。

室内注意通风

养宠物的家庭要注意室内通风，尤其是宠物居住、活动的地点，应保持空气流通，以便及时将宠物的脱毛、体味、细菌等带到室外。

宠物抓咬后及时处理

　　被宠物抓咬后，应及时处理，如被狗咬伤后，应及时注射狂犬疫苗；被猫抓伤后，应到附近的卫生室或医院给伤口进行消毒。

防霾，别让肺部缺了氧

适时饮水有助润肺防霾

　　水是生命不可或缺的物质，人体重的60% ~ 70%都是由水构成的。体内水分充足能保证机体正常的血液循环和新陈代谢，能将氧气带到各组织器官，并将代谢产物运输到体外。当体内缺水时，血液黏稠度增加，有效循环血量减少，流速相对减慢，血氧量也会随之下降，易造成机体缺氧。如果体内水分减少10%，人就会感觉不舒服；如果减少20%，生命就处于极为危险的状态。所以，养肺防霾千万不要忘了适时补水。

每天水杯不离手

　　生活中不少人是口渴了，才想起来喝水，这时身体的失水量已经达到了体重的2%。一方面此时体内的血氧量降低，另一方面体内产生的废物易使机体中毒。医学专家提醒，不管渴不渴每天都应保证1200毫升左右的饮水量，让血液带着氧气，自然、顺畅地给机体送去能量。那么，每天何时补水对健康更有益呢（图2-14）？

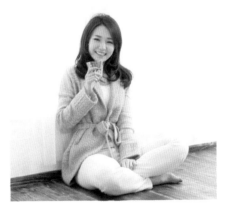

图2-14　适时饮水有助排毒

◎ 清晨7点：清晨是补水的最佳时机。因为经过一夜的睡眠，身体消耗了大量的水分，血液黏稠度增高，起床后，空腹喝下200毫升的温水，能迅速降低血液浓度，促进血液循环，还可以帮助肝脏和肾脏排毒。

◎ 早上8：30：早上8：30，刚刚到公司，此时难免有些烦躁，喝杯清水可以适当缓解紧张情绪。

◎ 中午11点：中午11点左右饮水，不但可以补充因工作流失的水分，帮助缓解紧张的心情。而且将吃午餐，此时饮水能保证胃液分泌，提高胃肠的消化、吸收功能。

◎ 下午1点：用完午餐半小时后，喝一些水或者饮用一点果汁，不但可以增强人体的消化功能，还有助于保持苗条的身材。

◎ 下午3点：工作了许久，皮肤和身体肯定都缺水，人也难免有点疲惫，此时许多人都有喝咖啡的习惯，但专家提醒，这时喝咖啡或者高糖的饮料，身体反而容易脱水。因此，不妨以一杯温水代替咖啡。

◎ 下午6：30：刚刚回到家中，喝一杯水，不但可以解渴，而且将吃晚饭，但饭前不宜大量饮水。

◎ 晚上9点：睡前2小时应再补充一些水分，因为人体在睡眠的过程中会流失水分及盐分，但睡眠时间内又无法补充水分。同时，要注意睡前不能一次喝太多水，以免晚上起夜影响睡眠质量。

秋季加强补水量

秋季气候比较干燥，会使人体丢失大量的水分。有相关数据表明，秋季人体皮肤每天蒸发的水分为600毫升以上，从鼻腔中呼出的水分也不少于300毫升。所以，为及时补足这些损失，秋季每天至少要比其他季节多饮500毫升水，以保持肺脏和呼吸道的湿润度。

除了喝水外，也可直接从呼吸道"摄"入水分。方法很简单，将热水倒入杯中，用鼻子对着茶杯吸入水蒸气，每次10分钟左右，早晚各一次即可。

温馨小贴士

饮水不能过量

水虽是人体不可缺少的重要物质，但过量饮水也不好。过量饮水会增加心脏和肾脏的负担，反而对健康有害。尤其是上班族，每天在办公室里一坐就是一整天，运动量微乎其微，过多的水分滞留在体内，反而不利于新陈代谢，也会稀释血氧含量。

白开水是最佳的饮用水

营养专家指出，白开水是我们日常生活中最佳的饮用水。经煮沸后自然冷却的白开水，具有特殊的生物活性，很容易透过细胞膜，被人体吸收、利用，所以白开水能快速解渴。白开水进入人体后能调节体温、降低血黏度、输送营养素及带走有害废弃物质。疲劳时，白开水能解除乳酸的堆积，使疲劳顿消。

需要注意的是，最好饮用新鲜的白开水，因为白开水久放后易失去生物活性或受到细菌污染，饮用后反而对人体有害。

温馨小贴士

不宜饮用哪些水

◎ 生水：生水和未煮沸的水中含有致癌、致畸作用的卤化烃、氯仿。当水温达到100℃，这两种有害物质会随蒸汽蒸发而大大减少，如继续沸腾3分钟后再饮用，更为安全。

◎ 千滚水：反复煮沸的水中不挥发性物质含量较高，饮用后易出现腹胀、腹泻，有毒的亚硝酸盐还会造成机体缺氧。

◎ 蒸锅水：蒸馒头时所剩的蒸锅水由于反复沸腾，水中的亚硝酸含量很高，能使血液中的血红蛋白失去携氧能力而引起缺氧，若皮肤青紫，应及时就医。

◎ 老化水：长时间储存不动的水就成了老化水，会减慢细胞的新陈代谢，还可加速衰老。

深呼吸为肺脏有效补氧

呼吸是为肺脏补氧最直接的方式，但是呼吸又似乎没什么难度，所以很容易被人们忽视。虽然每天都在呼吸，但如果方式不正确，那么呼吸的补氧效果也会大打折扣。

随意呼吸加速肺老化

大多数的人呼吸大多是无意识、随意的呼吸方法，这样的呼吸方式比较省力的原因在于它大多是胸式呼吸，只有肺的上半部肺泡在工作，占全肺4/5的中下肺叶的肺泡却在休息。长此以往，中下肺叶得不到锻炼，肺功能就会逐渐退化。

另外，我们呼吸的空气中只含有20.9%的氧气，如果我们呼吸的频率较快或呼与吸之间停留的时间过短，那么氧气在体内得不到相应地转化就会被呼出体外，所以随意呼吸的方式让我们实际获得的氧量很少。

给肺脏来个深呼吸

深呼吸能使肺脏吸入较多的氧气，提高氧气在体内的转化率，还能充分调动肺脏活动，延缓肺部衰老（图2-15）。下面给大家介绍两种深呼吸的方法。

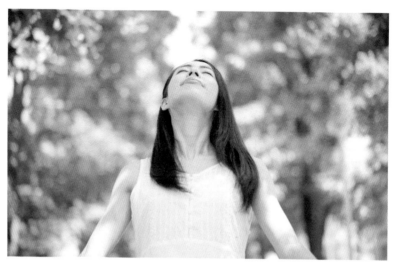

图2-15　每天做点深呼吸

腹式呼吸

腹式呼吸是通过横膈膜的上下移动来实现深呼吸，能使整个肺叶都参与进来，有效增加氧气的供给量，并可以将肺脏底部的二氧化碳彻底排出体外。经常做腹式呼吸，不仅能强健肺脏，并且可以对肠道和腹腔内脏的器官起到按摩作用。雾霾天经常进行腹式呼吸，能帮助呼吸系统排毒，同时预防感冒和呼吸道疾病的发生。具体做法如下。

◎ 取站立姿势，双脚分开与肩同宽。

◎ 吸气时，最大限度地向外扩张腹部，自我感觉腹部隆起，胸部则保持不动。

◎ 呼气时，最大限度地向内收缩腹部，自我感觉腹部收缩，胸部同样保持不动。

◎ 进行腹式呼吸循环练习，每次10分钟，配合瑜伽冥想音乐效果更理想。

做腹式呼吸的关键是"吸"和"呼"的动作都要尽量达到极限，这样才能进行深层次的呼吸。初次练习者可将右手放在腹部、左手放在胸部，配合呼吸感觉动作的状态。

缩唇呼吸

缩唇呼吸可以延长空气在肺里的停留时间，让肺部气体交换进行地更充分。缩唇呼吸也能像腹式呼吸一样锻炼膈肌功能，但能避免肺泡过度充气，防止肺泡破裂。具体做法如下。

◎ 取坐姿，双脚略微分开，双手扶在膝盖上。

◎ 吸气时，快速吸满一口气，屏息片刻。

◎ 呼气时像吹口哨一样慢慢将废气吹出。

缩唇呼吸的关键在于缓缓用嘴吹出，并且一定要感觉将肺部的空气呼到底后，再开始下一次呼吸。

每天大笑3次能养肺

俗话说："笑一笑，十年少。"笑对人体健康的积极作用已经得到了越来越多人的认可。其实，大笑对人体健康的益处首先是从肺脏开始的。

中医认为悲伤肺，而喜胜悲，所以笑能养肺。现代医学也认为笑能

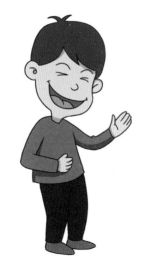

图 2-16　笑是最便宜的养肺方法

宣肺养肺，笑能使胸廓扩张，肺活量增大，胸肌伸展，能宣发肺气，调节人体气机的升降，消除疲劳，驱除抑郁，解除胸闷，恢复体力，使肺气下降。清晨锻炼，若能开怀大笑，可使肺吸入足量大自然中的"清气"，呼出废气，促进血液循环。所以，在雾霾天更要多让自己开怀大笑，让肺脏自在呼吸。

大笑的好处还不止这些，大笑时释放出的快乐激素，能缓解身体疼痛，促进身体康复。开怀大笑能令体内的白细胞增加，促进体内的抗体循环，加速新陈代谢，增强免疫力，让人感觉活力充沛。另外，大笑还能促进释放内分泌激素，帮助人驱走负面情绪、释放压力（图2-16）。

笑本身一件自然而简单的事情，可是现在有些人会觉得能让自己开怀大笑的事很少，那不妨多给自己创造一些开怀大笑的机会吧。

喜剧释放你的笑肌

看个喜剧、小品或笑话，别人滑稽的表演或喜剧人不经意间的一个包袱都会让你开怀大笑。看完之后，还可以不断回想令你开怀大笑的画面或语言，让自己随时都能处于开心的状态中。

和儿童一起玩耍

放下成人的视角和身份，和儿童一起玩一些简单的小游戏，他们的天真无邪也会打动你，让你体验到他们的那份简单和快乐。儿童偶尔还会冒出各种稀奇古怪的想法或者做出呆萌的举止，令你捧腹不止。你还可以搜集一些自己或他人的童年趣事，慢慢你就会发现欢笑离自己并不遥远。

每天对着镜子大笑

虽然我们每天都会照镜子，但你对镜子中亲爱的自己微笑过吗？你和镜子中的自己打过招呼吗？你希望镜子中的自己今天过得开心还是不开心呢？我想没有人会拒绝开心，所以每天清晨，不妨先对着镜子给自己一个微笑吧，同时你也会收到镜子对自己友善的微笑。心理学家指出，经常对着镜子做出笑的样子，哪怕是装模作样，也能开发笑的潜能，提高对幽默的感受能力。

让自己幽默起来

不要羡慕卓别林的幽默细胞，你也可以让自己变得幽默起来。首先，就是要把自己的心打开，让自己学会放轻松；然后把自己每天的心情变得很快乐，这样别人和你相处时，你自然会把快乐的感觉带给别人，每天也会被笑声包围。

大笑也要注意度

大笑有益于人体健康，不过也要适度，如我们经常说的"笑岔气""笑死了"都是过度大笑引起的不良后果。如果突然开始强烈的大笑，易引起呼吸肌紧张，导致岔气；大笑不止会导致肺内气体增多，压力升高，当增大到一定程度时还可能笑破肺。另外，心肌梗死患者在发作期或恢复期不宜大笑，以免加重心肌缺血；高血压和动脉硬化患者大笑过度时，会导致肾上腺素分泌过多，导致血管收缩、血压升高，易诱发心肌梗死。

大声歌唱提升肺活量

唱歌不仅是消除压力、颐养性情的好方法，经常大声歌唱对肺脏还具有保健作用。

唱歌可以提高肺活量

一个健康的人在静止时每分钟吸入的空气量一般为3~4升，唱歌时，由于呼吸加快，吸入空气量最多可以增加到80升。这是由于唱歌时，胸肌伸展，胸廓扩张，肺活量增加，可促进肺内的气体交换，使呼吸系

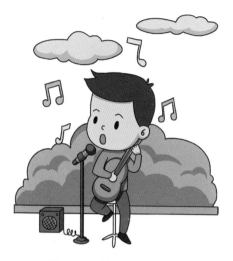

图2-17　唱歌能宣发肺气

统的肌肉得到充分锻炼，从而增强肺功能。

唱歌时，因为需要较大的肺活量来完成换气过程，所以人体会自动调整为腹式呼吸，否则气不够用，歌也就唱不出来了。经常进行腹式呼吸对人体的各器官功能都具有积极的作用。所以，经常唱歌的人不仅肺活量大、心情好，而且比不爱唱歌的人更有活力（图2-17）。

唱歌的注意事项

饱腹或空腹不能唱歌

刚吃饱饭后胃的容量较大，此时唱歌会给腹腔增加压力；唱歌也是一件消耗体力的活动，如果空腹唱歌，唱一会儿就容易没力气了。

唱歌前喝点水润润嗓

唱歌前喝一些温开水，保持呼吸道的湿润度，有助于保护嗓子。同时要注意，唱歌前喝冷饮、吃辛辣食物或吸烟等行为会刺激声带，不利于发声，影响肺脏健康。

唱歌站着更宣肺

唱歌的时候最好采取站姿，身体重心略微前倾，这样胸腹联合呼吸，能充分调动肺脏功能，使气息更为顺畅。如果采取坐姿的话，最好保持上身挺直，不要低头、驼背或弯腰，这样才能保证呼吸顺畅。

常做有氧运动不缺氧

现代生活中，人们往往缺少体力活动，容易造成心肺功能下降，导致肺脏摄氧能力下降，也容易造成身体缺氧。现代人长期伏案工作，含胸低头，这样常是随意的浅呼吸，长期也容易导致机体摄氧不足。

美国研究发现，运动能使人吸收比平常多几倍甚至几十倍的氧气。当人体吸氧量增多，呼吸频率加快，通过体内气体交换，还可将一些有害物质、致癌物质排出体外。

适宜室内的有氧运动

进行有氧运动时，由于肌肉收缩需要大量的养分和氧气，所以身体对氧气的需求量增加，呼吸次数增多，肺部的收张程度较大，可以增强肺活量和心脏功能。但如果在雾霾天外出锻炼很容易伤害肺脏，那么有哪些有氧运动适宜在室内进行呢？

游泳

游泳可以在室内进行，也是提升心肺功能的极佳运动。游泳时，身体要承受很大的压力，为克服水的压力，会增加呼吸深度，加大肺活量，并加强呼吸器官的功能。游泳还能有效地改善四肢血液循环，增强机体的新陈代谢，有助于促进体内的PM2.5及时排出体外，清洁肺脏。经常游泳还能增强免疫力，防止慢性病的发生。

注意事项：游泳前，要适当做一些热身运动；游泳过程中，如果出现腿抽筋、头晕、恶心、胸闷、耳鸣等不适，应及时上岸或请他人帮忙。还要注意避免空腹或剧烈运动后游泳，也不宜在游泳后立即进食。另外，女性朋友在月经期间不要游泳。

羽毛球

羽毛球是一项全身运动，运用上肢、下肢和腰部肌肉的力量，可加快全身血液循环，增强心血管和呼吸系统的功能，能有效帮助身体补氧。一般一场羽毛球打下来，人就会出汗，汗液能带走一部分毒素。打羽毛球还能按摩肠道，起到通便排毒的作用。

注意事项：打羽毛球时，应换上运动装，并选择一双舒适的平底鞋。捡球时，动作不宜过快过猛，以免大脑供血不足引起缺氧。

动感单车

动感单车也是可以在室内进行的全身有氧运动，骑车时借由腿部的运动能促进血液循环，并把血液从末梢带回心脏。骑动感单车时常搭配节奏感强烈的音乐，可帮助减压，并且运动时不容易感到疲劳，能加强心肺的耐力，是雾霾天不错的补氧运动。长时间骑行有助于提高体内肾上腺素水平，强身健体，提高免疫力。

注意事项：运动前应先进行5分钟的伸展运动，再进行5分钟的热身运动；运动过程中宜进行深呼吸，保持呼吸节奏和运动一致；运动时要控制心律不要超过最大心律的80%，安全心律=（220-年龄）×80%，如在运动中感到胸闷应马上停下休息。

跳舞

跳舞时心肌收缩力加强，心输出量增加，血流加快，呼吸也加深加快，可增强心肺功能，增加身体的补氧量。跳舞能增强循环系统的功能，促进新陈代谢。跳舞时，轻快的音乐、有节奏的舞步还能松弛神经和肌肉，益于身心健康。

注意事项：舞蹈的运动量虽然不是很大，但常会活动到平时不常用的肌肉和筋络，所以跳舞前应做一些热身活动，让身体的各个部位活动开。跳舞后，身体微微出汗，应用干毛巾及时擦去汗液，并换上干净的衣服，千万不要穿着带汗的衣服吹风。

 运动不能过量

运动虽好，但要避免运动过量，否则可能导致大脑和心脏缺血、缺氧。运动过程中，如果出现恶心、胸闷、气短、心慌、非常疲劳等症状，这其实就是身体向我们发出的运动过度信号，一定要立即停下来休息。

养肺的健康饮食

养肺不是一朝一夕的事情，我们不仅要注意保护肺脏免受伤害，平时也要多吃一些滋养肺脏的食物和药材，保持肺脏的滋润、清洁和活力，这样雾霾来了肺脏也不怕。

养肺必吃的好食材

 燕麦 润肺通便，补益健胃 ·····

　　燕麦有润肺通便、补益健胃、活血补血等功效。燕麦中含有大量的抗氧化物质，能减少自由基对机体的伤害，增强免疫力、延缓衰老。另外，燕麦还具有降低胆固醇、降血糖的作用，非常适合三高人群食用。

　　燕麦的营养成分及食用须知如表3-1所示。

表3-1　燕麦的营养成分及食用须知

营养成分	蛋白质、脂肪、碳水化合物、膳食纤维、B族维生素、尼克酸、叶酸、泛酸、钙、铁、钾、磷、镁		
选购方法	优质燕麦外观完整，大小均匀，饱满坚实，富有光泽，不含杂质		
搭配宜忌	燕麦+苹果√	燕麦+牛奶√	燕麦+山药√
	燕麦+南瓜√	燕麦+玉米√	燕麦+红薯✕
不宜人群	腹胀者、消化不良者及胃痉挛患者		

养肺这样吃

❀燕麦苹果粥❀

　　原料：燕麦100克，苹果200克。

　　做法：

　　1.燕麦洗净，提前浸泡一夜；苹果洗净、去皮、去核，切成丁。

　　2.锅中加适量清水，将泡好的燕麦倒入锅中煮沸，改小火继续煮至燕麦熟，放入苹果丁，稍煮片刻即可。

　　营养师推荐：燕麦与苹果搭配，风味独特，有健脾养胃、宁心安神的功效，还能促进排毒，减少雾霾对人体的伤害。

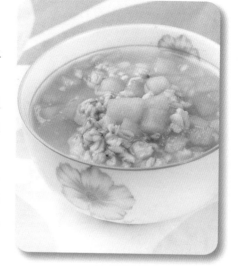

燕麦红豆粥

原料：燕麦100克，红豆50克。

调料：白糖适量。

做法：

1.燕麦洗净，提前浸泡一夜；红豆洗净，用清水浸泡3小时。

2.锅中加适量清水，放入燕麦、红豆，大火煮沸，改小火慢熬。

3.待所有食材熟烂后，加少许白糖调味即可。

营养师推荐：燕麦含有丰富的N-乙酰-5-甲氧基色胺，而红豆所含蛋白质属不完全氨基酸，与燕麦搭配食用可使蛋白质互补，这款粥还可清热利尿、安神助眠。

燕麦玉米粥

原料：燕麦100克，玉米粒60克。

调料：白糖适量。

做法：

1.燕麦洗净，提前浸泡一夜；玉米粒洗净，用清水浸泡2小时。

2.锅中加适量清水，放入燕麦、玉米粒，大火煮沸，改小火慢熬，继续煮至所有食材熟烂，加少许白糖调味即可。

营养师推荐：这款粥清香味浓，有养护心肾、降压、降脂、降糖的作用，还可帮助恢复身体功能，增强免疫力。

燕麦核桃豆浆

原料：黄豆80克，核桃50克，燕麦30克。

调料：白糖适量。

做法：

1.黄豆洗净，用清水浸泡一夜；核桃去壳、取仁，洗净；燕麦洗净，用清水浸泡3小时。

2.将黄豆、核桃仁、燕麦一起放

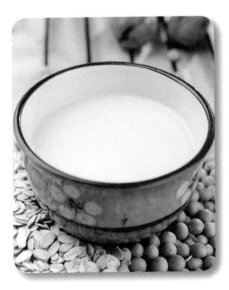

入豆浆机中，加适量白开水、白糖，搅打成豆浆即可。

营养师推荐：黄豆、核桃跟燕麦一样，是抗氧化的优质食材。这款豆浆口感香甜，经常饮用可加速人体新陈代谢，促进细胞更新。

 糯米 **润肺止咳，补虚健脾**······

糯米可以入肺补肺气，有润肺止咳、补中益气、健脾暖胃等功效。糯米是滋补佳品，能补虚、补血，但多吃不易消化，常被制成各种风味小吃，如元宵、粽子等。

糯米的营养成分及食用须知如表3-2所示。

表3-2　糯米的营养成分及食用须知

营养成分	蛋白质、脂肪、维生素B_1、维生素B_2、维生素E、钙、铁、镁、磷
选购方法	优质糯米颜色白皙、不透明、颗粒饱满、有米香、无杂质
搭配宜忌	糯米+莲藕√　　糯米+银耳√　　糯米+红枣√ 糯米+板栗√　　糯米+香芹√　　糯米+鸡肉×
不宜人群	湿热痰火偏盛者、胃肠虚弱者、肥胖者及糖尿病、高血脂和肾病患者

养肺这样吃

莲藕糯米粥

原料：糯米150克，莲藕100克，花生60克，红枣20克。

调料：白糖适量。

做法：

1.将糯米洗净，用清水浸泡30分钟；莲藕洗净，切片；花生洗净；红枣洗净，去核。

2.锅中加适量清水，放入糯米、泡米水及藕片、花生、红枣，大火煮

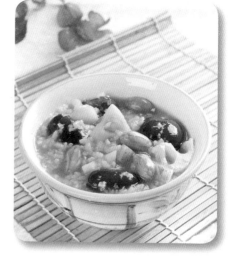

沸后改小火熬煮成粥。

3.待粥熟后，加少许白糖调味即可。

营养师推荐：这款粥味道香糯，经常食用可益气滋肺、改善脾胃虚弱。

糯米银耳粥

原料：银耳15克，糯米60克。

调料：冰糖适量。

做法：

1.银耳用清水泡发，去杂，洗净，撕成小片；糯米淘洗干净；冰糖捣碎，备用。

2.锅中加适量清水，放入糯米熬煮，煮至八成熟时加入银耳片、冰糖末，煮至粥熟即可。

营养师推荐：银耳可益气和血、清肺降火，糯米可补脾益肺，两者一起煮粥，润肺效果更佳。

核桃仁芝麻糯米粥

原料：糯米80克，核桃仁、芝麻各适量。

做法：

1.将核桃仁和芝麻入烤箱175℃烤几分钟，挑出核桃仁掰成小块，芝麻入食品粉碎机打成粉末；糯米淘洗干净。

2.高压锅中加适量清水，放入糯米熬煮。

3.待粥煮好后，加入适量芝麻粉、核桃仁即可。

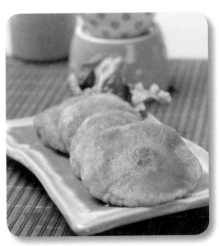

红薯糯米饼

原料：红薯300克，糯米粉200克。

调料：植物油、白糖各适量。

做法：

1.红薯去皮洗净，切成块，入蒸锅中蒸熟后，压成红薯泥。

2.将糯米粉和适量白糖、清水加

入红薯泥中，搅拌均匀，揉成团，再分成大小相同的剂子，最后压成圆饼。

3.锅中倒油，烧至七成热，放入红薯饼煎至两面金黄即可。

 薏苡仁 润肺生津，健脾益胃 ·····

薏苡仁有润肺解毒、健脾去湿、利水消肿等功效。薏苡仁含有的薏苡仁酯可阻止癌细胞的生长，适用于预防胃癌、子宫颈癌。薏苡仁中含有的多种维生素和矿物质，有促进新陈代谢、减轻胃肠负担的作用。

薏苡仁的营养成分及食用须知如表3-3所示。

表3-3 薏苡仁的营养成分及食用须知

营养成分	蛋白质、脂肪、碳水化合物、膳食纤维、维生素A、B族维生素、维生素E、薏苡仁酯、薏苡素、氨基酸、钙、钾		
选购方法	优质薏苡仁呈白色或黄白色、颗粒饱满、有光泽、质硬坚实、味甘淡或甘甜		
搭配宜忌	薏苡仁+北杏√ 薏苡仁+银耳√	薏苡仁+山药√ 薏苡仁+红豆√	薏苡仁+猪肚√ 薏苡仁+菠菜×
不宜人群	消化不良者、便秘者、虚寒体质者及孕早期的女性		

〜〜 **养肺这样吃** 〜〜

⋘ 薏苡仁北杏蛋花汤 ⋙

原料：薏苡仁60克，北杏30克，鸡蛋100克，红枣15克。

调料：蜂蜜适量。

做法：

1.将薏苡仁、北杏分别洗净；红枣洗净，去核；鸡蛋打散，制成蛋液。

2.砂锅中加适量清水，放入薏苡仁、北杏、红枣，大火煮沸后改

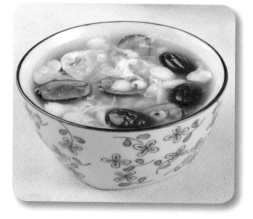

小火煮1小时。

3.然后淋入蛋液，加适量蜂蜜调味即可。

营养师推荐：这款汤中薏苡仁与北杏搭配，有清肺热、养肺阴的功效，可辅助治疗肺燥所致的肺结核、肺气肿等。

木瓜银耳薏苡仁羹

原料：木瓜150克，薏苡仁50克，银耳5克。

调料：冰糖适量。

做法：

1.薏苡仁洗净，用清水浸泡2小时；银耳用清水泡发，清洗干净，去掉根部，撕成小朵；木瓜去皮去籽，切成滚刀块。

2.砂锅中加适量清水，倒入泡好的薏苡仁和银耳，大火煮沸后改小火炖1小时，炖至薏苡仁、银耳软烂，放入木瓜块，继续炖15分钟，最后加适量冰糖调味即可。

绿豆薏苡仁南瓜汤

原料：绿豆、南瓜各100克，薏苡仁30克。

调料：冰糖适量。

做法：

1.薏苡仁洗净，用水浸泡1～2小时；绿豆洗净；南瓜洗净削皮切块。

2.砂锅中加适量清水，大火煮沸，放入绿豆和薏苡仁，小火煮30分钟，煮至绿豆和薏苡仁微烂。

3.加入南瓜和冰糖，煮至南瓜微烂即可。

营养师推荐：这款汤有清热解毒、消暑益气、美白润肤的作用。

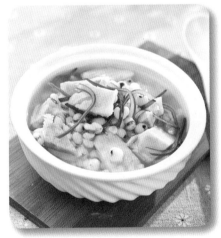

香芋薏苡仁汤

原料：香芋300克，薏苡仁260克，海带丝50克，芡实30克。

调料：盐适量。

做法：

1.香芋洗净去皮，切成滚刀块；薏苡仁用清水泡软，洗净；芡实、海带丝分别洗净备用。

2.锅中加适量清水，倒入泡好的薏苡仁，煮熟后放入香芋、芡实和海带丝，加适量盐调味，小火再煮1小时即可。

营养师推荐：这款汤香浓味美，有开胃健脾、润肺生津的功效。

 白萝卜 **清热生津，顺气化痰** · · · · ·

白萝卜有清热生津、下气宽中、消食化滞、顺气化痰之功效，可用于治疗消化不良、咳嗽痰多等。此外，白萝卜中含有的芥子油、淀粉酶和膳食纤维，有促进消化、增强食欲、止咳化痰的作用。

白萝卜的营养成分及食用须知如表3-4所示。

表3-4　白萝卜的营养成分及食用须知

营养成分	蛋白质、脂肪、碳水化合物、膳食纤维、淀粉酶、胡萝卜素、维生素A、维生素B_1、维生素B_2、维生素C、维生素E、芥子油、烟酸、钙、钾、钠、镁		
选购方法	优质白萝卜颜色为白色或米白色，根形圆整、表皮光滑、形状规则、手感较结实。此外，同等个头的白萝卜，越重的则越新鲜水嫩		
搭配宜忌	白萝卜+鸭肉√　　白萝卜+荸荠√　　白萝卜+糯　米√ 白萝卜+牛奶√　　白萝卜+豆腐√　　白萝卜+胡萝卜×		
不宜人群	胃溃疡、十二指肠溃疡、慢性胃炎、单纯甲状腺肿、先兆流产、子宫脱垂等患者应忌食；脾胃虚寒者、阴盛偏寒体质者应慎食或少食		

养肺这样吃

❀砂锅萝卜丝煲❀

原料：白萝卜300克。

调料：葱花、姜丝、孜然、豆瓣酱、植物油、盐各适量。

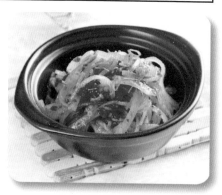

做法：

1.白萝卜洗净、去皮，切成丝。

2.锅内加入植物油烧热，下姜丝、孜然、豆瓣酱爆香，下白萝卜丝翻炒至软。

3.将炒好的白萝卜丝倒入砂锅中，加适量清水，小火煲至萝卜丝烂熟，加适量盐调味，撒上葱花即可。

营养师推荐：这款菜不仅有清热解毒、生津润燥的功效，还能润肺、消食、除痰、利大小便。

白贝豆腐萝卜汤

原料：白贝400克，豆腐300克，白萝卜200克。

调料：葱花、姜丝、熟花生油、盐各适量。

做法：

1.白萝卜洗净，切丝；白贝入沸水中焯一下，捞出；豆腐洗净，切块，入沸水中焯一下，捞出。

2.锅中加适量清水，大火煮沸，放入白贝煮5分钟，放入豆腐块与姜丝一起煮10分钟，下白萝卜丝再煮8分钟。

3.开锅后加适量盐调味，撒上葱花，淋上适量熟花生油即可。

素炒萝卜丝

原料：白萝卜450克。

调料：葱末、姜末、花生油、鸡精、白糖、盐各适量。

做法：

1.白萝卜洗净、去皮，切成细丝。

2.锅中倒入花生油烧至六成热，下葱末、姜末煸香，放入萝卜丝翻炒至变软，加适量清水，转中火将萝卜丝炖软。

3.待锅中汤汁略收干，加适量盐、白糖和鸡精调味，翻炒均匀即可出锅。

白萝卜益气汤

原料：白萝卜300克，白萝卜叶少许。

调料：姜丝、植物油、盐各适量。

做法：

1.白萝卜洗净、去皮，切块；白萝卜叶洗净，切碎。

2.锅中倒油，烧至七成热，下姜丝爆香，白萝卜入锅翻炒，加适量清水大火煮沸后改小火慢炖。

3.炖至白萝卜熟，放入白萝卜叶稍煮，加少许盐调味即可。

营养师推荐：白萝卜是通肺化痰的好食材。这款汤非常适合雾霾天食用。

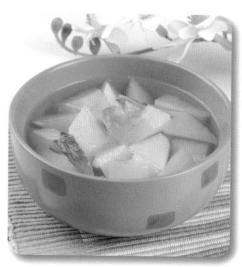

 润肺化痰，除烦止渴

冬瓜有润肺生津、清热化痰、除烦止渴、利水消肿的功效。冬瓜中富含膳食纤维，食用后能刺激肠道蠕动，有助于排出体内的废物和致癌物质。冬瓜浑身是宝，冬瓜皮可清热利水、冬瓜子可清肺化痰。

冬瓜的营养成分及食用须知如表3-5所示。

表3-5 冬瓜的营养成分及食用须知

营养成分	蛋白质、脂肪、碳水化合物、膳食纤维、胡萝卜素、维生素A、维生素B$_1$、维生素B$_2$、维生素B$_6$、维生素C、维生素E、叶酸、钾、钠、钙、镁、铁
选购方法	优质冬瓜的果形如长棒形，瓜条匀称、无斑点。在选购冬瓜时用手指压冬瓜果肉，肉质致密的冬瓜口感较好
搭配宜忌	冬瓜+羊 肉√　　冬瓜+银耳√　　冬瓜+海带√ 冬瓜+蛤蜊肉√　　冬瓜+蘑菇√　　冬瓜+鲫鱼×
不宜人群	冬瓜性寒，脾胃气虚者、腹泻便溏者、胃寒疼痛者、月经期间和寒性痛经者忌食生冷冬瓜

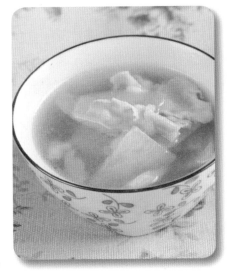

❧ 养肺这样吃 ❧

❀ 羊肉冬瓜汤 ❀

原料：冬瓜500克，羊肉片300克。

调料：葱花、姜末、大料、香菜、盐各适量。

做法：

1.冬瓜洗净、去皮，切片；香菜切末。

2.锅中加适量清水，大火煮沸，放入羊肉片，加适量葱花、姜末、大料调味，开锅后撇去浮沫。

3.加入冬瓜，加适量盐调味，开锅后煮5～6分钟，装入碗中，撒上香菜即可。

营养师推荐：冬瓜可润肺利尿，羊肉有大补之功效，这款羊肉冬瓜汤非常适合冬季饮用。

❀ 银耳冬瓜羹 ❀

原料：冬瓜200克，银耳50克。

调料：植物油、盐各适量。

做法：

1.将银耳泡发，撕成小朵；冬瓜去皮、去瓤，洗净后切成片。

2.锅中倒入油烧热，放入冬瓜片翻炒几下，加适量盐和清水，烧至冬瓜片九成熟。

3.将银耳倒入锅中，继续煮至银耳熟即可。

营养师推荐：银耳冬瓜羹有降压利便、补脾开胃、滋补肺肾的功效，有助于清除肺脏中的毒素。

❀ 冬瓜海带肉片汤 ❀

原料：冬瓜450克，瘦肉180克，海带20克。

调料：红葱头、姜末、葱花、生抽、生粉、植物油、盐各适量。

做法：

1.海带泡软洗净，切段；冬瓜去皮，切块；瘦肉洗净，切片，用植物油、盐、生粉、生抽抓匀腌制；红葱头剥皮，洗净，切块。

2.锅中倒油，烧至七成热，下姜末和红葱头煸香，连油一起倒入汤锅，加入冬瓜块、海带段，加适量清水大火烧开，改小火煮至冬瓜呈透明状。

3.将肉片逐片下锅，大火煮2分钟，加适量盐、葱花即可。

❀❖ 冬瓜蛤蜊汤 ❖❀

原料：蛤蜊肉50克，冬瓜400克。

调料：葱花、姜丝、香菜末、胡椒粉、植物油、盐各适量。

做法：

1.蛤蜊肉倒入淡盐水中浸泡45分钟，捞出洗净；冬瓜去皮、去瓤，洗净，切块。

2.锅中倒油，烧至七成热，下葱花和姜丝炝锅，然后倒入冬瓜块翻炒片刻。

3.锅中加适量清水，大火煮沸后倒入蛤蜊肉，加适量胡椒粉和盐调味，煮沸后撒入香菜末即可。

营养师推荐：此汤味道鲜美可口、营养丰富，不仅具有润肺的功效，而且具有利尿的功效，能促进体内毒素通过尿液排出体外。

大白菜 清热解毒，养胃生津 ••••••

大白菜有清热解毒、养胃生津、除烦解渴、利尿通便等功效。大白菜含水量丰富，又富含多种维生素，多吃大白菜可起到滋阴润燥、护肤养颜、抗衰老、抗氧化的作用。大白菜富含钾元素和膳食纤维，具有促进排尿、排便的作用，能帮助机体尽快排出毒素。

大白菜的营养成分及食用须知如表3-6所示。

表3-6　大白菜的营养成分及食用须知

营养成分	蛋白质、脂肪、碳水化合物、胡萝卜素、维生素A、维生素C、无机盐、膳食纤维、钙、钠、镁
选购方法	优质大白菜包心紧、分量重、底部突出、根部切口大
搭配宜忌	大白菜+豆腐√　　大白菜+海带√　　大白菜+牛肚√ 大白菜+猪肝√　　大白菜+板栗√　　大白菜+兔肉×
不宜人群	胃寒腹痛者、大便清泄者及寒痢者

养肺这样吃

醋溜大白菜

原料：大白菜600克。

调料：葱花、植物油、醋、盐各适量。

做法：

1.大白菜洗净，切成小片。

2.锅中倒油，烧至七成热，放入葱花炒香，再放入大白菜翻炒，调入适量盐、醋翻炒至熟即可。

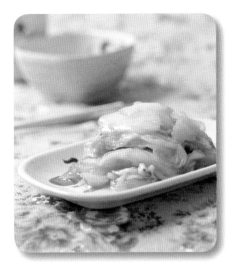

营养师推荐：这款菜制作简单，有清热解毒、除烦止渴的功效。

白菜炖豆腐

原料：大白菜400克，豆腐500克。

调料：葱丝、姜末、高汤、植物油、鸡精、盐各适量。

做法：

1.大白菜洗净，切段；豆腐洗净，切成小块。

2.将大白菜、豆腐块分别放入沸水锅中煮熟。

3.锅中倒入植物油烧热，放入葱丝、姜末炒香，放入高汤、盐、豆腐块和大白菜，炖至大白菜和豆腐块融为一体，加适量鸡精调味即可。

❈ 白菜心拌海蜇 ❈

原料：海蜇皮300克，大白菜心250克，香菜段50克，蒜泥30克。

调料：香油、醋、味精、盐各适量。

做法：

1.海蜇皮用清水浸泡12小时，入沸水中汆烫后再浸泡2小时，捞出沥水，切成丝。

2.大白菜心切细丝，盛入容器中，放入海蜇皮丝，加盐、味精、醋、蒜泥、香油和香菜段，拌匀即可。

营养师推荐：海蜇有清热化痰之功效，与大白菜搭配，能除烦解渴、清热解毒。

❈ 黑木耳炒白菜 ❈

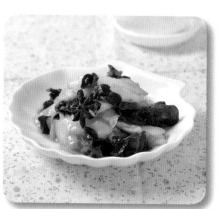

原料：大白菜450克，黑木耳60克，红椒20克。

调料：葱段、姜片、红辣椒、植物油、味精、盐各适量。

做法：

1.黑木耳用清水泡发，撕成小朵；大白菜、红椒分别洗净，切块。

2.锅中倒入植物油烧热，放入红辣椒，过油后盛出。

3.再起油锅，下葱段、姜片煸香，放入大白菜、黑木耳翻炒片刻，加适量清水，盖上锅盖，烧至大白菜塌软，调入适量盐、味精翻炒，倒入红椒翻炒至熟，关火即可。

营养师推荐：这款菜清香爽口，富含多种人体必需氨基酸、胶质、膳食纤维、维生素及矿物质，尤其具有良好的清肺涤肠作用。

 芹菜 ### 清热解毒，利湿通便 ·····

芹菜有祛风利湿、平肝清热、解毒宣肺、润肺止咳的功效。芹菜富含维生素C、胡萝卜素，既可降低支气管哮喘及支气管炎的发病率，又可

养肺——抗霾润燥防癌

预防呼吸道感染、咽喉疼痛等。芹菜含有抗氧化剂，经常吃芹菜可以部分抵消烟草中有毒物质对肺脏的损害，在一定程度上能起到预防肺癌的作用。

芹菜的营养成分及食用须知如表3-7所示。

表3-7　芹菜的营养成分及食用须知

营养成分	蛋白质、碳水化合物、膳食纤维、甘露醇、胡萝卜素、维生素A、维生素B_1、维生素B_2、维生素C、维生素P、钙、磷、铁、钠
选购方法	优质芹菜梗短而粗壮，芹菜叶翠绿、不枯黄、平直。此外，在购买芹菜时，可以掐一下芹菜的叶柄，新鲜的叶柄硬且脆，易折断
搭配宜忌	芹菜+猪　肉√　　芹菜+大枣√　　芹菜+百合√ 芹菜+胡萝卜√　　芹菜+花生√　　芹菜+鸡肉×
不宜人群	芹菜性凉质滑，故寒性体质者、血压偏低者、肠滑不固者、孕育期男士不宜食用

养肺这样吃

芹菜瘦肉粥

原料：粳米、芹菜各100克，猪瘦肉50克。

调料：盐适量。

做法：

1.将粳米淘洗干净；芹菜洗净，切末；猪瘦肉洗净剁末。

2.锅中加适量清水，倒入洗净的粳米和瘦肉末，开大火煮沸。

3.将芹菜末倒入锅中，改小火熬煮至熟，加适量盐调味即可。

营养师推荐：这款粥可壮骨养身、清热解毒，能帮助人体排出毒素，并增强免疫力。

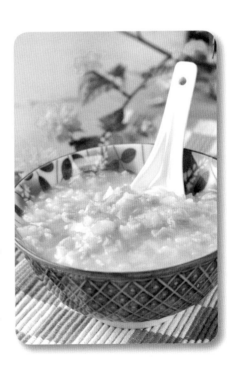

黑木耳百合炒西芹

原料：百合100克，黑木耳5克，西芹1根。

调料：花生油、鸡粉、盐各适量。

做法：

1.百合洗净，掰成小瓣；黑木耳用清水泡发，撕成小朵；西芹洗净，斜刀切成薄片。

2.锅中倒油，烧至七成热，放入西芹翻炒，待炒至脆绿色，放入黑木耳翻炒，调入适量盐和鸡粉。

3.放入百合，翻炒出香味即可。

西芹炒胡萝卜

原料：芹菜250克，胡萝卜100克。

调料：葱末、姜丝、花椒、植物油、香油、盐各适量。

做法：

1.胡萝卜洗净，切片；芹菜洗净，斜着切片，入沸水中焯一下，捞出沥水。

2.锅中倒油，烧至七成热，放入花椒爆香，捞出丢掉，放入姜丝爆香，再加入葱花。

3.放入胡萝卜翻炒至变色变软，放入芹菜大火煸炒，加适量盐调味，淋入少许香油拌匀即可。

芹菜炒猪肝

原料：猪肝150克、芹菜200克。

调料：姜末、淀粉、植物油、酱油、盐各适量。

做法：

1.芹菜洗净、切段，入沸水中略焯，捞出沥水。

2.猪肝洗净、切片，入沸水锅中略烫，捞出沥水，加适量淀粉、酱油、姜末拌匀腌渍。

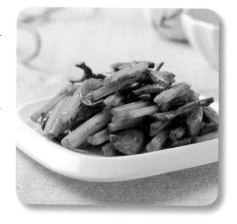

3.锅中倒油，烧至七成热，下猪肝急火快炒，倒入芹菜段翻炒至熟，最后加适量盐调味即可。

营养师推荐：这款菜可促进排毒，同时有良好的养护视力、预防便秘的作用。

 西蓝花 润肺止咳，利尿通便 ·····

西蓝花有润肺止咳、清热解毒、利尿通便等功效。研究发现，西蓝花等十字花科植物中富含萝卜硫素，具有抗氧化的作用，能使细胞发挥清道夫的作用，保持肺部清洁。此外，西蓝花中含有的多种吲哚衍生物、萝卜子素，对乳腺癌有一定的预防作用。

西蓝花的营养成分及食用须知如表3-8所示。

表3-8 西蓝花的营养成分及食用须知

营养成分	蛋白质、脂肪、碳水化合物、膳食纤维、胡萝卜素、维生素A、维生素C、维生素K、钙、铁、磷、锌		
选购方法	优质西蓝花的花球颜色为深绿色、无凹凸，花蕾细、紧密结实，表面无黄色花朵		
搭配宜忌	西蓝花+香　菇√　　西蓝花+银耳√　　西蓝花+猪肚√ 西蓝花+黑木耳√　　西蓝花+红豆√　　西蓝花+菠菜×		
不宜人群	消化不良者、便秘者、虚寒体质者及孕早期的女性		

养肺这样吃

※香菇炒西蓝花※

原料：香菇150克，西蓝花300克。

调料：蒜末、高汤、植物油、蚝油、盐各适量。

做法：

1.西蓝花掰成小朵，洗净，入沸水中焯1分钟；香菇洗净，切厚片。

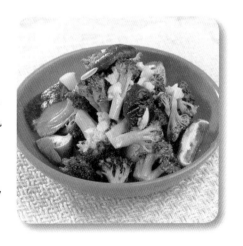

2.锅中倒入植物油烧热，下蒜末炒香，放入香菇翻炒，加适量高汤，煮至香菇熟。

3.放入西蓝花翻炒，调入适量蚝油、盐翻炒至西蓝花熟。

营养师推荐：香菇不仅味道鲜美，而且能促进体内干扰病毒蛋白质的合成，从而抵抗感冒病毒，保护肺脏，与西蓝花搭配养护肺脏效果更佳。

西蓝花鱼丸

原料：西蓝花200克，鱼丸100克，胡萝卜、黑木耳各少许。

调料：葱花、姜片、植物油、鸡精、盐各适量。

做法：

1.西蓝花掰成小朵，洗净，入沸水中焯1分钟；胡萝卜洗净切片；黑木耳用清水泡发，撕成小朵。

2.锅中倒油，烧至七成热，下葱姜爆香，放入西蓝花、胡萝卜和黑木耳翻炒片刻，放入鱼丸和适量清水焖煮2分钟，加适量盐和鸡精调味即可。

双耳西蓝花

原料：西蓝花400克，黑木耳、银耳各100克。

调料：葱花、姜片、蒜末、植物油、水淀粉、蚝油、生抽、白糖、盐各适量。

做法：

1.黑木耳、银耳泡发，摘净，撕成小朵；西蓝花掰成小朵、洗净，入沸水中焯3分钟，加适量植物油和盐。

2.锅中倒油，烧至七成热，下葱姜蒜爆香，放入黑木耳、银耳和西蓝花翻炒，调入蚝油、生抽、白糖、盐，最后水淀粉勾薄芡即可。

西蓝花炒虾仁

原料：西蓝花200克，虾仁150克。

调料：植物油、料酒、盐各适量。

做法：

1.虾仁处理干净；西蓝花洗净，

撕成小块，入沸水中焯一下，捞出沥水。

2.锅中倒油，烧至七成热，倒入虾仁，翻炒至虾仁变色，加适量料酒去腥、调味。

3.倒入西兰花，加盐调味，炒熟即可。

营养师推荐：这款菜色泽美观，富含胡萝卜素、膳食纤维、多种维生素及钙、钾、碘、镁、磷、硒等矿物质，能增强食欲、促进排毒、防治便秘。

 ## 清热解毒，健脾润肺

莲藕有清热润肺、养阴生津、凉血散瘀的功效。莲藕含有鞣质，有健脾止泻、改善食欲的效果。另外，莲藕中富含铁、钙、植物蛋白质、维生素及淀粉，有补益气血、增强人体免疫力的作用。

莲藕的营养成分及食用须知如表3-9所示。

表3-9　莲藕的营养成分及食用须知

营养成分	植物蛋白质、脂肪、淀粉、鞣质、胡萝卜素、维生素A、维生素C、维生素E、钙、铁、磷、钾、钠、镁、锌
选购方法	优质莲藕外形饱满色白，外皮呈黄褐色，藕节粗且短、间距较长，无异味
搭配宜忌	莲藕+莲子√　莲藕+百合√　莲藕+栗　子√ 莲藕+鸭肉√　莲藕+猪肉√　莲藕+白萝卜×
不宜人群	莲藕性偏凉，体寒者、胃肠不好者、经期的女性不宜食用。此外，产妇不宜过早食用

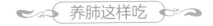 养肺这样吃

双色藕片

原料：莲藕300克，黑木耳、红辣椒各40克。

调料：高汤、植物油、酱油、醋、白糖、盐各适量。

做法：

1.莲藕洗净，切薄片；黑木耳、红辣椒分别洗净，切成丁。

2.锅中倒油，烧至七成热，下红辣椒煸炒，下藕片、黑木耳丁继续煸炒。

3.放入高汤，加适量酱油、醋、白糖、盐调味，炖至莲藕熟即可。

营养师推荐：这款菜甜辣味美，不仅能促进食欲，还有良好的养肝血、益气力、促排毒作用。

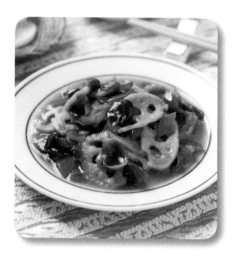

❀莲藕莲子百合粥❀

原料：莲藕100克，粳米50克，莲子20克，百合15克。

调料：白糖适量。

做法：

1.莲藕洗净，切小块；莲子、百合分别泡发；粳米淘洗干净。

2.炖锅中加适量清水，放入粳米和莲子，插上电源，炖煮约1小时，放入莲藕块继续炖煮30分钟。

3.放入百合再炖煮约30分钟，加适量白糖调味即可。

营养师推荐：这款粥有健脾去湿、清心益肺的作用，很适合秋季食用。

❀莲藕烧鸭肉❀

原料：仔鸭1只，莲藕300克。

调料：姜片、蒜末、老抽、生抽、豆瓣酱、植物油、盐、白糖各适量。

做法：

1.将莲藕洗净，切厚片；仔鸭剁成块。

2.锅中倒油，烧至七成热，放入姜片翻炒几下，放入鸭肉，炒干水分，煎出油脂后，放入蒜末、豆瓣酱炒红锅底。

3.加入莲藕片，淋入适量料酒、老抽、生抽，翻炒均匀。

4.加适量清水、盐、白糖，翻炒均匀，盖上锅盖，小火焖15分钟，待汤汁收干，装盘即可。

❀✿ 莲藕双圆汤 ✿❀

原料：莲藕100克，胡萝卜30克，肉馅200克，桂圆5个，鸡蛋2个。

调料：葱花、姜末、植物油、料酒、鸡精、盐各适量。

做法：

1.将葱花、姜末和肉馅一起放入搅拌机内，打入鸡蛋，加少许料酒、鸡精、盐，打好后倒入碗中；胡萝卜、莲藕洗净，切块。

2.锅中倒油，烧至七成热，下胡萝卜翻炒，加适量清水，放入藕块、桂圆，大火煮沸改小火。

3.用手把肉馅汆成丸子放进锅里，熟后加适量盐调味即可。

营养师推荐：这款汤色泽鲜艳，鲜美可口，有补铁补血、健脾开胃、润肺益肾的功效。

 胡萝卜 ## 润肺止咳，化痰平喘 ●●●●●

胡萝卜有"小人参"之称，有润肺化痰、止咳平喘等功效，对人体有多方面的保健功能。胡萝卜中富含胡萝卜素和维生素A，胡萝卜素被人体吸收后，又可转化为维生素A，能有效抗氧化、保护上皮组织细胞、增强机体免疫力的作用。

胡萝卜的营养成分及食用须知如表3-10所示。

表3-10　胡萝卜的营养成分及食用须知

营养成分	蛋白质、脂肪、碳水化合物、胡萝卜素、维生素A、维生素C、钾、钠、磷、钙		
选购方法	优质胡萝卜颜色呈橘黄色，外表光滑、无裂口，中等偏小。此外，在挑选胡萝卜时，最好挑选手感较重的胡萝卜		
搭配宜忌	胡萝卜+菠菜√　　胡萝卜+苦瓜√　　胡萝卜+黄豆√ 胡萝卜+猪肝√　　胡萝卜+豌豆√　　胡萝卜+辣椒×		
不宜人群	脾胃虚寒者忌食		

土豆胡萝卜汤

原料：土豆150克，胡萝卜100克。

调料：香菜末、味精、盐各适量。

做法：

1.土豆去皮、洗净，切滚刀块；胡萝卜去皮、洗净，切成片。

2.锅中加适量清水，放入土豆块、胡萝卜片，大火煮沸。

3.改小火炖至所有食材熟，加少许味精、盐调味，撒上香菜末即可。

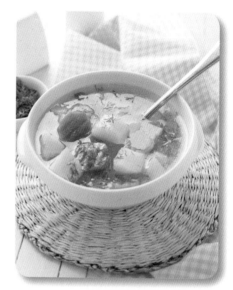

营养师推荐：土豆和胡萝卜虽然很常见，但都是排毒养胃的优质食材，平时宜多吃。

胡萝卜炒藕片

原料：莲藕100克，胡萝卜30克。

调料：葱花、姜片、蒜末、植物油、酱油、鸡精、盐各适量。

做法：

1.莲藕去皮，切成薄片，用清水浸泡；胡萝卜洗净，去皮，切成菱形片。

2.藕片、胡萝卜入沸水焯一下，捞起冲凉，沥水。

3.锅中倒油，烧至七成热，下葱花、姜片、蒜末爆香，倒入藕片、胡萝卜翻炒，加适量酱油、盐、鸡精调味即可。

青蒜胡萝卜丝

原料：胡萝卜2根，青蒜3根。

调料：葱片、植物油、鸡精、盐各适量。

做法：

1.胡萝卜洗净切丝；青蒜洗净，将蒜白和蒜苗叶分别斜切成段，并分开备用。

2.锅中倒油，烧至七成热，下蒜白和葱片爆香，加入胡萝卜丝、盐，中火炒香软。

3.加入鸡精和蒜苗炒熟即可。

❀❀ 山药胡萝卜鸡汤 ❀❀

原料：鸡肉400克，山药、胡萝卜各100克。

调料：葱丝、料酒、盐各适量。

做法：

1.鸡肉洗净、切块，放入沸水中焯烫后捞出。

2.山药、胡萝卜分别去皮、洗净，切成块。

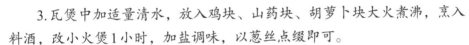

3.瓦煲中加适量清水，放入鸡块、山药块、胡萝卜块大火煮沸，烹入料酒，改小火煲1小时，加盐调味，以葱丝点缀即可。

营养师推荐：胡萝卜、山药都有润肺止咳的功效，两者搭配食用，养肺效果尤佳。

 山药 **补气润肺，镇咳祛痰** ••••••

山药有补气润肺、镇咳祛痰、通脉平喘的功效，既可切片煎汁当茶饮，又可切细煮粥喝，还可切块煲成汤，对肺虚咳嗽有良好的食疗效果。山药含有的淀粉酶，可改善脾胃功能；所含的黏液蛋白，能促进排毒、预防心血管疾病；所含的多种维生素及矿物质，可有效增强免疫力。

山药的营养成分及食用须知如表3-11所示。

表3-11　山药的营养成分及食用须知

营养成分	蛋白质、碳水化合物、黏液蛋白、胆碱、淀粉酶、氨基酸、胡萝卜素、维生素 B_1、维生素 B_2、烟酸、维生素C及钙、磷、铁等矿物质
选购方法	优质山药外皮无伤，断层雪白，黏液较多，水分较少。此外，大小相同的山药，较重的相对较好

搭配宜忌	山药+南瓜√	山药+黑芝麻√	山药+鸡肉√
	山药+羊肉√	山药+枸杞子√	山药+猪肝×
不宜人群	山药有收涩作用，大便燥结者忌食		

养肺这样吃

蓝莓蜜汁山药

原料：山药300克，蜂蜜30克。

调料：蓝莓果酱适量。

做法：

1.山药去皮洗净，切成长条，修成圆柱体，装盘备用。

2.蒸锅中加适量清水，放入山药盘，隔水蒸熟。

3.取出山药稍凉，淋入蜂蜜，点缀蓝莓果酱即可。

营养师推荐：这款凉菜色泽鲜艳，口感酸甜爽口，富含多种维生素和微量元素，有良好的补脾胃、益肺肾的功效。

山药薏苡仁粥

原料：山药、薏苡仁各100克，粳米50克。

调料：蜂蜜20克。

做法：

1.将薏苡仁洗净，放入清水中浸泡2小时；山药去皮，洗净，切成斜块。

2.锅中加适量清水，放入薏苡仁、粳米，大火煮沸后改小火熬煮成粥。

3.倒入山药块，继续煮熟，待熟后关火，温度降至60℃左右时倒入蜂蜜，搅拌均匀即可。

营养师推荐：这款粥有健脾开胃、清肺养肾、瘦身去脂之功效。

胡萝卜山药粥

原料：粳米100克，山药250克，胡萝卜1根。

调料：盐适量。

做法：

1.将粳米淘洗干净；山药、胡萝卜洗净，去皮，切块。

2.电饭煲中加适量清水，放入粳米、山药块和胡萝卜块，按下功能键。

3.待熬煮成粥，加适量盐调味即可。

营养师推荐：山药有祛痰、镇咳、平喘的作用。胡萝卜可提高呼吸道黏膜的抵抗力。两者搭配食用，很适合雾霾天食用。

枸杞山药汤

原料：山药300克，枸杞子20克。

调料：葱花、鸡汤、盐各适量。

做法：

1.山药去皮、洗净，切成块；枸杞子洗净。

2.锅中加适量清水，大火煮沸，放入枸杞子、山药、鸡汤一起炖煮。

3.待山药熟后，加少许盐调味，撒上葱花即可。

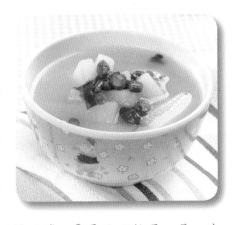

营养师推荐：这款汤制作简单，不燥不腻，雾霾天不妨喝一喝，对改善食欲减退、倦怠无力、咳嗽不止有良好效果。

 芋头 ## 润肺调气，化痰散结·····

芋头有益胃宽肠、通便解毒、补益肝肾、调节中气、化痰散结等功效。芋头中含有一种黏蛋白，被人体吸收后能产生免疫球蛋白，可提高机体在雾霾天的抵抗力。此外，芋头氟含量较高，具有洁齿防龋、保护牙齿的作用。

芋头的营养成分及食用须知如表3-12所示。

表3-12　芋头的营养成分及食用须知

营养成分	蛋白质、碳水化合物、膳食纤维、胡萝卜素、维生素A、维生素B_1、维生素B_2、维生素C、维生素E、钙、钠、磷、氟
选购方法	优质芋头体型匀称，较结实且无斑点，切开后肉质细白。此外，芋头切口汁液呈粉质的，肉质香脆可口
搭配宜忌	芋头+白萝卜√　　芋头+大枣√　　芋头+香梨√ 芋头+牛　肉√　　芋头+糯米√　　芋头+香蕉×
不宜人群	过敏体质者、小儿食滞、糖尿病患者、痰多者应少食，肠胃湿热者、食滞胃痛者应忌食

养肺这样吃

芋头香梨饼

原料：芋头200克，香梨150克、面粉50克。

调料：植物油、盐各适量。

做法：

1.将香梨洗净，去皮去核，放入搅拌机中搅打成末，倒入碗中加面粉搅拌均匀，制成面糊。

2.芋头洗净、去皮，切成丝，放入面糊中搅拌均匀。

3.锅中倒油，烧至七成热，烧热后依次取适量面糊放入锅中摊圆，煎熟即可。

营养师推荐：芋头香梨饼有防病通便、健脾养肾、开胃止咳的功效。

芋头拌豆腐干

原料：芋头200克，豆腐干50克。

调料：芝香油、盐各适量。

做法：

1.芋头洗净，放入沸水锅中汆水至熟，捞出晾凉。

2.豆腐干放入沸水锅汆水，捞出晾凉。

3.将芋头、豆腐干分别切成小块，芋头块、豆腐干块放入碗中，加盐调味，淋芝香油，拌匀即可。

芋头烧肉

原料：芋头400克，猪肉100克。

调料：植物油、酱油、料酒、鸡精、白糖、盐各适量。

做法：

1.猪肉洗净，切块；芋头去皮，洗净切块。

2.锅中倒油，烧至七成热，放入猪肉块，翻炒至变色，放入芋头块。

3.加适量清水，放入适量酱油、白糖，烹入少许料酒，大火煮沸，改小火炖，出锅前加适量盐、鸡精调味即可。

芋头炖排骨

原料：排骨300克，芋头150克，粉皮100克。

调料：葱花、姜片、香菜末、八角、酱油、盐各适量。

做法：

1.排骨洗净，斩成块，用沸水汆透。

2.芋头刮去皮，洗净，切成块；粉皮泡软。

3.锅中倒油，烧至七成热，放入葱花、姜片、八角爆香，放入排骨、酱油煸炒，加适量清水，慢火炖至排骨八成熟时放入芋头，加入盐炖熟，放入粉皮，煮至入味，撒香菜末即可。

营养师推荐：这款汤有健脾和胃、强肺补肾的功效，经常食用有助于增强免疫力。

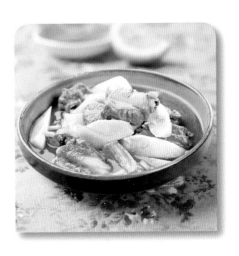

荸荠 生津止咳，化痰利肠 · · · · ·

荸荠有清热解毒、生津润肺、利尿通便、化湿祛痰、消食除胀、消痈解毒的功效。荸荠中含丰富的水分，能清热解渴、润肺止咳。此外，荸荠含有一种抗菌成分，不仅对降低血压有一定效果，而且对癌症也有积极的防治作用。

荸荠的营养成分及食用须知如表3-13所示。

表3-13　荸荠的营养成分及食用须知

营养成分	蛋白质、膳食纤维、脂肪、胡萝卜素、维生素A、维生素B_1、维生素B_2、维生素C、钾、钙、磷、镁、铁、锌		
选购方法	优质荸荠个大、新鲜、洁净、皮薄、肉细、爽脆、无渣，颜色为洋紫色，顶芽较短		
搭配宜忌	荸荠+猪肝√　　荸荠+黑木耳√　　荸荠+香菇√ 荸荠+核桃√　　荸荠+粳　米√　　荸荠+腰花√		
不宜人群	脾胃虚寒及血瘀者		

养肺这样吃

☆荸荠炒猪肝☆

原料：猪肝400克，荸荠100克。

调料：葱丝、姜丝、植物油、淀粉、酱油、料酒、味精、白糖、盐各适量。

做法：

1.荸荠去皮、洗净，切片；猪肝洗净、切片，放入碗中用淀粉、料酒、味精、盐拌匀，腌渍片刻。

2.锅中倒油，烧至七成热，下葱丝、姜丝炝锅，放入猪肝片煸炒至变色，放入荸荠片，加入适量酱油、白

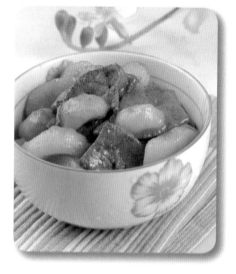

糖、盐调味，翻炒至熟即可。

营养师推荐：这道菜可贯通气血、清肺养神，尤其适合气血不足引起的头昏脑涨、身体虚弱、食欲减退患者食用。

荸荠炒莴笋

原料：莴笋200克，荸荠150克，黑木耳50克

调料：姜片、水淀粉、植物油、香油、料酒、白糖、盐各适量

做法：

1.莴笋洗净、去皮，切成片；荸荠洗净、去皮，切片；黑木耳放入温水中泡发，洗净，撕小朵。

2.锅中倒油，烧至七成热，放入姜片炒出香味，捞出，放入荸荠片翻炒均匀，下入黑木耳块、莴笋片炒散。

3.加入白糖、料酒、盐调味，用水淀粉勾薄芡，淋入香油，出锅即可。

荸荠银耳炖雪梨

原料：银耳1朵，雪梨、莲子各100克，荸荠150克，红枣20克。

调料：冰糖适量。

做法：

1.银耳用水泡发，去掉发黄的部分；梨和荸荠分别去皮，切成丁；红枣去核，洗净；莲子洗净。

2.高压锅中加适量清水，放入银耳、雪梨丁、荸荠丁、红枣、莲子，加适量冰糖调味，煮至所有食材熟即可。

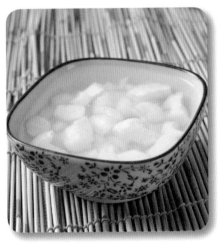

冰糖荸荠

原料：荸荠300克。

调料：冰糖适量。

做法：

1.将荸荠去皮，洗净后捣碎备用。

2.锅中加适量清水，倒入荸荠碎，加适量冰糖，煮熟即可。

营养师推荐：荸荠药食两用，其药名为"通天草"，有清心泻火、润肺凉肝、补肾利尿的功效。这款甜品富含维生素C及多种矿物质，有利心肾健康，尤其适合口腔溃疡者食用。

 黑木耳 **益气润肺，润肠通便**

黑木耳有润肺止咳、凉血止血、润肠通便、排毒等功效。黑木耳富含多糖胶体，具有吸附作用，能吸附肠道中的有害物质，促进身体排毒，是矿山工人及防治工人养护肺脏的极佳食品。黑木耳含有抗肿瘤活性物质，能增强机体免疫力，经常食用可防癌抗癌。

黑木耳的营养成分及食用须知如表3-14所示。

表3-14　黑木耳的营养成分及食用须知

营养成分	蛋白质、脂肪、碳水化合物、多糖胶体、胡萝卜素、维生素B₁、维生素B₂、钙、磷、铁
选购方法	优质黑木耳呈深黑色，有光泽，朵形均匀；耳背呈暗灰色，无光泽，朵片完整，无结块。另外，在挑选干的黑木耳时，同样大小的黑木耳，质量较轻、捏的时候有干脆响声的黑木耳较好
搭配宜忌	黑木耳+海　带√　　黑木耳+猪血√　　黑木耳+鲫　鱼√ 黑木耳+圆白菜√　　黑木耳+春笋√　　黑木耳+白萝卜×
不宜人群	出血性疾病患者、腹泻者及孕妇

养肺这样吃

海带黑木耳汤

原料：海带150克，黑木耳、猪瘦肉各50克。

调料：味精、盐各适量。

做法：

1.黑木耳泡发，洗净，切丝；海

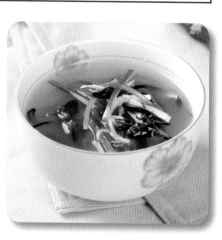

带洗净，切丝；猪瘦肉洗净，切丝。

2.锅中加适量清水，大火煮沸后放入猪肉丝、海带丝和黑木耳丝，继续大火煮沸后改小火煮2分钟。

3.加适量味精和盐调味即可。

营养师推荐：海带与黑木耳、猪肉同食，不仅味道鲜美，而且能抗辐射、防便秘，预防多种心血管疾病和呼吸道疾病的发生。

黑木耳炒腐竹

原料：腐竹100克，黑木耳10克。

调料：葱段、姜丝、蒜片、剁辣椒、水淀粉、蚝油、生抽、盐各适量。

做法：

1.黑木耳、腐竹分别提前用清水泡发，捞出沥水，将腐竹切成约5厘米长的段，黑木耳择洗干净、撕成小朵。

2.锅中倒油，烧至七成热，下姜丝和蒜片爆香，放入腐竹和黑木耳快速翻炒几下，加入剁辣椒与适量的蚝油，加适量清水焖约3分钟。

3.放入适量的盐、葱段、生抽翻炒均匀，倒入水淀粉勾薄芡即可。

老醋黑木耳

原料：黑木耳5克，红椒20克。

调料：葱丝、香菜、芝麻油、生抽、陈醋、糖各适量。

做法：

1.黑木耳用清水泡发，择洗干净，撕成小朵；红椒洗净，切丝。

2.将黑木耳、葱丝、香菜、红椒丝放入一容器里，加适量生抽、陈醋和糖拌匀。

3.浇上芝麻油，装盘即可。

营养师推荐：这款凉拌菜不仅口感较好，而且能润肺止咳、养血驻颜。

黑木耳炒芹菜

原料：芹菜200克，黑木耳50克。

调料：葱段、蒜片、植物油、盐各适量。

做法：

1.黑木耳放入清水中泡发，洗净后沥去水分；芹菜洗净，切成段。

2.锅中倒油，烧至七成热，下葱段、蒜片炝锅，倒入黑木耳和芹菜段，翻炒至熟，加适量盐调味即可。

营养师推荐：黑木耳和芹菜都是养肺防霾的好食材，两者搭配食用，不仅能通便瘦身，还有良好的降压降糖作用。

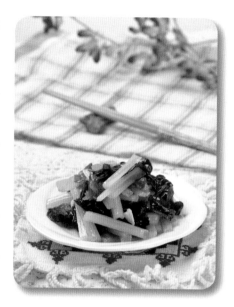

银耳　滋补通便，润肺清肺 ·····

银耳入肺经，是极佳的养肺食物，具有滋阴润燥、养肺安神的功效。银耳还能提高肝脏的解毒能力，并且富含膳食纤维能促进肠道排毒，非常适合雾霾天清肺、排毒食用。银耳中所含的多糖物质和硒元素，可增强免疫、防癌抗癌。

银耳的营养成分及食用须知如表3-15所示。

表3-15　银耳的营养成分及食用须知

营养成分	蛋白质、脂肪、碳水化合物、膳食纤维、维生素B_1、维生素B_2、维生素C、赖氨酸及钙、铁、磷、钾、晒、钠等矿物质
选购方法	优质银耳的耳片呈金黄色，有光泽，朵大且疏松，肉质肥厚，既有弹性又有韧性，蒂头无黑点
搭配宜忌	银耳+莲子√　　银耳+冬　瓜√　　银耳+木瓜√ 银耳+雪梨√　　银耳+鹌鹑蛋√　　银耳+菠菜×
不宜人群	消化不良者不宜食用，老年人也不宜多食

养肺这样吃

银耳莲子汤

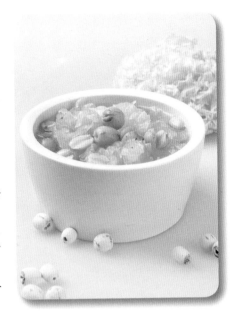

原料：水发银耳200克，干莲子30克。

调料：冰糖适量。

做法：

1.将银耳去除杂质清洗干净，撕成小朵；莲子带心洗净。

2.砂锅中加适量清水，放入银耳、莲子和冰糖，大火煮沸。

3.改小火慢熬，炖至银耳、莲子软糯即可。

营养师推荐：这款银耳莲子汤不仅有润肺止咳、润肠通便之功效，而且还有养容养颜的作用，女性朋友可经常食用。

红枣银耳羹

原料：红枣50克，银耳、莲子、胡萝卜各20克，杏仁10克。

调料：冰糖适量。

做法：

1.红枣、银耳、莲子、杏仁分别洗净，用清水浸泡1小时，捞出沥水；胡萝卜去皮洗净，切成薄片。

2.砂锅中加适量清水，放入红枣、莲子、杏仁、胡萝卜，大火煮沸，改小火炖至所有食材熟。

3.放入银耳，继续煮至银耳变软，加适量冰糖调味稍煮即可。

竹笋银耳汤

原料：水发银耳200克，泡发竹笋60克。

调料：盐适量。

做法：

1.将银耳洗净、去蒂，撕成小朵；竹笋洗净，切成小段。

2.砂锅中加适量清水，放入银耳、竹笋，大火煮沸后改小火炖煮。

3.至所有食材熟后，加少许盐调味即可。

营养师推荐：银耳与竹笋搭配，不仅有良好的润肺养颜功效，还能有效促进胃肠蠕动、去积食、防便秘。

❀❀ 银耳木瓜糖水 ❀❀

原料：水发银耳150克，木瓜200克。

调料：冰糖适量。

做法：

1.将银耳洗净、去蒂，撕成小朵；木瓜洗净，去皮、去籽，切成小块。

2.砂锅中加适量清水，放入银耳、木瓜及适量冰糖，大火煮沸后改小火炖煮40分钟即可。

营养师推荐：这是一款广东美食，银耳的滋润加上木瓜的清甜，让美味从舌尖流淌到心里。这款甜品有良好的调整胃肠、养肺防霾、美容润肤功效。

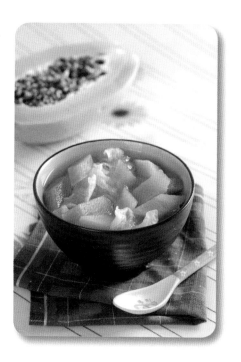

金针菇 益气调肺，健脾清肠 ......

金针菇能有效增强机体的生物活性，促进新陈代谢，具有益气调肺、利五脏、益胃肠的作用，常食金针菇还能降低胆固醇，预防肝脏疾病。另外，金针菇中的朴菇素具有很好的抗癌作用，可有效预防肺癌的发生。

金针菇的营养成分及食用须知如表3-16所示。

表3-16　金针菇的营养成分及食用须知

营养成分	蛋白质、脂肪、碳水化合物、膳食纤维、胡萝卜素、维生素A、维生素B_1、维生素B_2、维生素C、维生素E、朴菇素、锌、钾、镁

续表

选购方法	优质金针菇颜色均匀、无异味，且菌顶是半球形的。黄色金针菇的颜色应是淡黄色或黄褐色的，菌盖中央较边缘稍深，菌柄上浅下深；而白色金针菇是淡白或乳白色的
搭配宜忌	金针菇+百合√　　金针菇+鸡肉√　　金针菇+西蓝花√ 金针菇+豆腐√　　金针菇+油菜√　　金针菇+驴　肉×
不宜人群	脾胃虚寒者、慢性腹泻者不宜吃太多；关节炎患者、红斑狼疮患者也应慎食

养肺这样吃

金针菇拌黄瓜

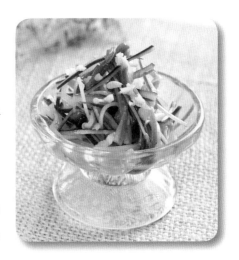

原料：金针菇、黄瓜各150克，红柿子椒50克。

调料：蒜末、香油、盐各适量。

做法：

1.金针菇切去根部，洗净撕散；红柿子椒洗净，切细丝；黄瓜洗净，切丝。

2.将金针菇、柿椒丝放入沸水中焯烫，捞起冲凉，沥干水分，装入容器中。

3.加入黄瓜丝、盐、蒜末、香油拌匀，装盘即可。

营养师推荐：这款菜可益智强身、通便养颜、促进肺脏毒素的排出。

百合拌金针菇

原料：金针菇200克，百合50克。

调料：橄榄油、盐各适量。

做法：

1.将百合洗净、剥瓣，放入沸水锅中焯至透明状，捞出沥水。

2.将金针菇洗净，切成寸段，放入沸水锅中焯熟，捞出沥水。

3.将金针菇、百合放入盘中，加入适量橄榄油、盐调味，拌匀即可。

营养师推荐：这款菜能有效增强机体活性，促进新陈代谢，对健康非常有益。

❀❀ 金针菇番茄汤 ❀❀

原料：番茄300克，金针菇100克，鸡肉少许。

调料：姜片、植物油、鸡粉、盐各适量。

做法：

1.金针菇去根，洗净；番茄、鸡肉分别洗净，切丁。

2.将切好的鸡肉放入碗中，加入适量盐、鸡粉、植物油腌制10分钟。

3.锅中倒油，烧至七成热，下姜片和腌好的鸡肉煸炒片刻，放入番茄翻炒均匀，加适量清水煮10分钟，再放入金针菇煮5分钟，加适量盐调味即可。

❀❀ 金针菇豆腐汤 ❀❀

原料：豆腐300克，金针菇200克。

调料：香菜段、高汤、胡椒粉、盐各适量。

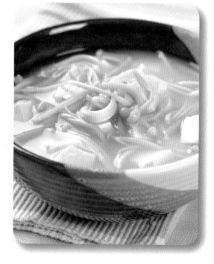

做法：

1.豆腐洗净、切块；金针菇洗净、撕散。

2.锅中加适量高汤，煮沸后放入豆腐和金针菇，稍煮后加少许盐调味。

3.至所有食材熟，加胡椒粉调味，撒上香菜段即可。

营养师推荐：这款汤滋味鲜美，质地软嫩，含有丰富的钙、铁、磷等多种矿物质和维生素，非常适合雾霾天食用。

 甘蔗 ## 滋阴润燥，和胃宽肠 ⋯⋯⋯

甘蔗有清热润肺、生津止渴、滋阴润燥、和胃止呕的功效。甘蔗中含有糖分，能为机体补充热量、消除疲劳。秋季气候干燥，吃点甘蔗能缓解口干舌燥、津液不足，从而养护肺脏。此外，甘蔗对醒酒护肝也有良好的作用。

甘蔗的营养成分及食用须知如表3-17所示。

表3-17 甘蔗的营养成分及食用须知

营养成分	蛋白质、脂肪、碳水化合物、膳食纤维、胡萝卜素、维生素B_1、维生素B_2、维生素B_6、维生素C、铁、钾、钙、磷、锰、锌		
选购方法	优质甘蔗的皮泽光亮，挂有白霜，颜色深。挑选时，最好选择中等粗细、相对较直的甘蔗		
搭配宜忌	甘蔗+白萝卜√　　甘蔗+小米√　　甘蔗+山药√ 甘蔗+牛肉√　　甘蔗+百合√　　甘蔗+鱼笋×		
不宜人群	脾胃虚寒、胃腹寒疼者		

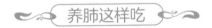

养肺这样吃

❀ 甘蔗粥 ❀

原料：甘蔗汁150毫升，粳米100克。

做法：

1. 粳米淘洗干净，用清水浸泡30分钟。

2. 锅中加适量清水，放入粳米及泡米水，大火煮沸，改小火熬煮成粥。

3. 调入甘蔗汁，搅拌均匀，再次煮沸即可。

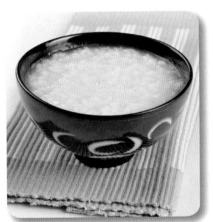

营养师推荐：这款粥有清热润燥、生津止渴的功效，可用于缓解虚热咳嗽、热病津伤、口干舌燥等，非常适合雾霾天食用。

❀ 甘蔗荸荠玉米汁 ❀

原料：甜玉米粒200克，荸荠、甘蔗各150克。

调料：蜂蜜15克。

做法：

1.将荸荠和甘蔗分别去皮，切成小块。

2.豆浆机中放入甜玉米粒、荸荠和甘蔗，加适量清水，启动按钮，将其搅碎并熬熟。

3.将制好的汤汁倒入碗中，放凉后调入蜂蜜拌匀即可饮用。

萝卜甘蔗汤

原料：萝卜、荸荠各300克，金银花10克，竹叶5克。

调料：冰糖适量。

做法：

1.萝卜洗净，连皮切片；甘蔗去皮，切成小块；金银花、竹叶洗净。

2.砂锅中加适量清水，放入萝卜、甘蔗、金银花、竹叶等，大火煮沸。

3.改小火煮约40分钟，加入适量冰糖煮至融化，关火，过滤取汤汁即可。

甘蔗莲藕雪梨汁

原料：甘蔗200克，莲藕、雪梨各100克。

调料：蜂蜜适量。

做法：

1.甘蔗去皮，切块；莲藕切掉藕节，洗净，切成块；雪梨洗净，去皮，切成块。

2.将甘蔗块、莲藕块、雪梨块及适量凉开水放入榨汁机中，榨成鲜汁。

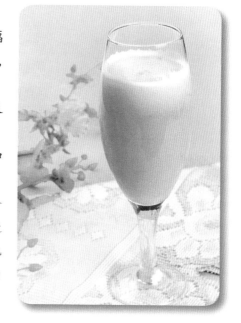

3.将榨好的蔬果汁过滤去渣，加适量蜂蜜调匀即可。

营养师推荐：这款蔬果汁尤其合适夏季及雾霾天饮用，有很好的促进食欲、清热解毒、消炎止咳功效。此外，还可以加入有清肺排毒功效的白萝卜一起榨汁。

雪梨 防霾排毒，生津润燥·······

雪梨入肺经，含有丰富的水分，经常食用可以消痰止咳，所含的配糖体和鞣酸对咽喉有良好的保护作用，能增强呼吸道对外界环境变化的适应能力。此外，雪梨还有降低血压和养阴清热的功效。

雪梨的营养成分及食用须知如表3-18所示。

表3-18　雪梨的营养成分及食用须知

营养成分	蛋白质、脂肪、碳水化合物、膳食纤维、配糖体、鞣酸、胡萝卜素、维生素B_1、维生素B_2、维生素C、钙、铁、钾、钠
选购方法	优质雪梨皮薄且细，果形端正，果肉肉质细腻，质地脆而鲜嫩，汁多，味甜。在挑选梨时，梨脐深而周围较圆的味道较好
搭配宜忌	雪梨＋无花果√　　雪梨＋川　贝√　　雪梨＋西洋参√ 雪梨＋糯　米√　　雪梨＋紫甘蓝√　　雪梨＋萝　卜×
不宜人群	脾胃虚寒、血虚、腹部冷痛、胃酸及糖尿病者

养肺这样吃

无花果雪梨汤

原料：雪梨100克，银耳（干）30克，无花果40克，猪瘦肉150克。

调料：盐适量。

做法：

1.银耳泡发，洗净，撕成小朵；雪梨洗净，去皮，去核，切成小块；无花果洗净。

2.猪瘦肉洗净切块，焯水，捞出放凉。

3.瓦煲中加适量清水，倒入雪梨、银耳、无花果及猪肉块，煲约1.5小时，加适量盐调味即可。

营养师推荐：这款汤有养阴清热、止咳祛痰的功效，可有效缓解咽喉肿痛、咳嗽不止等呼吸道不适。

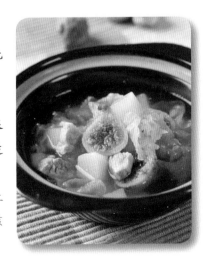

川贝雪梨猪肺汤

原料：猪肺120克，川贝母10克，雪梨150克。

调料：白糖适量。

做法：

1.猪肺洗净切片；川贝母洗净打碎；雪梨连皮洗净、去核，梨肉连皮切成4块。

2.砂锅中加适量清水，放入猪肺片、川贝母和雪梨块，大火煮沸后改小火煲2小时，加适量白糖调味即可。

营养师推荐：这款川贝雪梨猪肺汤有润肺、化痰、止咳的功效，可缓解咳嗽痰稠、咽干口渴等。

杏仁雪梨山药糊

原料：杏仁10克，雪梨100克，山药、淮山米粉各适量。

调料：白糖适量。

做法：

1.杏仁用开水浸泡，去衣，洗净；雪梨洗净、去皮、去核，切粒；山药洗净、去皮，切丁。

2.将杏仁、雪梨粒一起放入搅拌机内，搅拌成泥状，放入容器中，加入山药丁、淮山米粉、白糖及适量清水，一起调成米糊。

3.锅中加适量清水，大火煮沸，倒入米糊不断搅拌，直至煮熟。

茄味雪梨烩肉

原料：猪瘦肉200克，雪梨150克，番茄100克，鸡蛋清50克。

调料：植物油、水淀粉、料酒、白糖、盐各适量。

做法：

1.将番茄洗净，切成小块；雪梨洗净，切片。

2.猪瘦肉洗净后切片，加入鸡蛋清、料酒、水淀粉、盐，搅拌均匀。

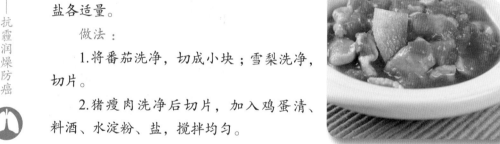

3.锅中倒油，烧至七成热，倒入猪肉片滑熟后加适量清水焖烧至肉软烂，然后倒入番茄块、雪梨片和白糖、盐一起煮开，用水淀粉勾芡即可。

推荐理由：这款菜色泽美观，有增进食欲、润肺化痰、止咳降火、增强免疫等功效。

 蜂蜜 润肺止咳，润肠通便 · · · · ·

蜂蜜具有调补脾胃、润肺止咳、润肠通便、滋养补中等功效。蜂蜜水具有润燥的作用，能治疗肺燥引起的咳嗽。蜂蜜还具有杀菌能力，可用于外伤或呼吸系统疾病。另外，蜂蜜中所含酶种类最多，有利于人体消化吸收，促进人体新陈代谢，并及时排出体内的毒素。

蜂蜜的营养成分及食用须知如表3-19所示。

表3-19　蜂蜜的营养成分及食用须知

营养成分	蛋白质、脂肪、碳水化合物、维生素C、酶、镁、钙、钾、钠、锌、磷、铁		
选购方法	优质蜂蜜颜色光亮，一般呈白色、淡黄色、琥珀色，质地黏稠、味香、口感好、杂质少		
搭配宜忌	蜂蜜+牛奶√　　蜂蜜+柠檬√　　蜂蜜+黄瓜√ 蜂蜜+橙子√　　蜂蜜+桑葚√　　蜂蜜+豆腐×		
不宜人群	糖尿病患者、脘腹胀满者及苔厚腻者		

养肺这样吃

蜜汁杏鲍菇

原料：杏鲍菇200克，蜂蜜30克。

调料：胡椒粉、植物油、香油、盐各适量。

做法：

1.杏鲍菇洗净，用刀尖划十字花刀。

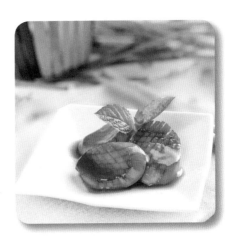

2.将蜂蜜、胡椒粉、香油、盐拌匀，调成味汁。

3.锅中倒油，烧至七成热，下杏鲍菇稍煎，烹入味汁，中火煎至杏鲍菇熟，改大火收汁，出锅装盘即可。

营养师推荐：这款菜色泽红润，脆嫩鲜香，常吃能够减脂降压、润胃肠，还可以养肺防霾、提高免疫力。

牛奶蜂蜜饮

原料：牛奶250毫升，蜂蜜30毫升，白芨5克。

做法：

1.牛奶倒入杯中，隔水加热至30℃。

2.放入蜂蜜、白芨，搅拌均匀，浸泡10~15分钟即可。

营养师推荐：这款饮品可补虚和中、益气养胃。早晚喝一杯，尤其对女性更年期综合征、出虚汗、失眠有很好的效果。

蜂蜜柠檬茶

原料：蜂蜜250克，柠檬150克。

做法：

1.将柠檬用盐搓洗干净，沥干水分，横向切成约5毫米的薄片。

2.在干燥的玻璃瓶里放入一层柠檬片，然后在柠檬片表面加一层蜂蜜，再加入一层柠檬片，然后加蜂蜜，如此重复几次，直到加满瓶子为止。

3.放进冰箱冷藏24小时，喝的时候，取出两片蜜渍柠檬，再加一两勺蜂蜜汁，用温水冲泡即可饮用。

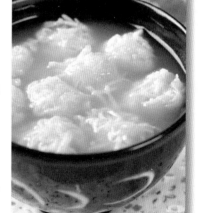

蜂蜜梨丸羹

原料：梨400克，面粉40克，蜂蜜30克，鸡蛋清25克。

调料：植物油、淀粉、白糖各适量。

做法：

1.梨洗净、去皮、去核，切丝，加入面粉、淀粉、鸡蛋清搅拌均匀，用手搓成

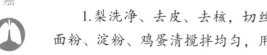养肺——抗霾润燥防癌

小丸子。

2.锅中倒油，烧至七成热，放入小丸子炸至金黄色，捞出沥油。

3.锅留底油烧热，放入白糖，翻炒至冒泡后放入小丸子，加适量清水烧至汤汁黏稠，起锅前加入蜂蜜翻炒均匀即可。

营养师推荐：这款甜品可养颜安神、开胃补虚、润肺止咳，能增强肺脏的抵抗力。

养肺常用的好药材

 清热润肺，利咽解毒......

胖大海有清泻肺火、利咽解毒、润肺燥、润肠通便的功效。胖大海性寒凉，作用于肺经，善于清利咽喉、清泄肺热，可用于治疗咽喉肿痛。由于胖大海还能润肺燥，故可用于肺燥引起的咳嗽。

胖大海的营养成分及食用须知如表3-20所示。

表3-20　胖大海的营养成分及食用须知

营养成分	西黄芪胶黏素、半乳糖、戊糖		
选购方法	优质胖大海表面颜色为棕色，质坚，形状呈椭圆形或棱形，两端发尖，表面有光泽，有不规则干缩皱纹		
搭配宜忌	胖大海+橄榄√　　　胖大海+枸杞子√　　　胖大海+菊　花√ 胖大海+柠檬√　　　胖大海+罗汉果√　　　胖大海+枇杷叶√		
不宜人群	脾胃虚寒者、风寒感冒或肺阴虚引起的咳嗽患者、腹泻者、糖尿病及低血压患者		

❀❀❀ **养肺这样吃** ❀❀❀

❀❀❀ 胖大海茶 ❀❀❀

原料：胖大海3枚，红枣2粒。

调料：冰糖适量。

做法：

1.将胖大海、红枣分别洗净，放入杯中。

2.加入少许冰糖及适量沸水，泡15分钟，即可饮用。

营养师推荐：胖大海有清热润肺、利咽解毒的功效，非常适合在雾霾天气里用来清咽润肺。

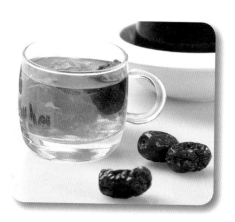

罗汉果 润肺止咳，生津止渴••••••

罗汉果有清热凉血、润肺止咳、生津止渴、润肠排毒的功效，可用于治疗痰热咳嗽、咽喉肿痛、消渴烦躁、大便秘结等。此外，罗汉果被誉为"神仙果"，其营养价值很高，含有丰富的维生素C及糖苷、果糖，有抗衰老、嫩肤益颜的作用，是糖尿病、肥胖者较理想的替代饮品。

罗汉果的营养成分及食用须知如表3-21所示。

表3-21　罗汉果的营养成分及食用须知

营养成分	蛋白质、脂肪、碳水化合物、膳食纤维、维生素C、糖苷、果糖、葡萄糖、镁、铁、磷、钾、钠、硒		
选购方法	优质罗汉果果形端正，色泽黄褐，果大干爽，干而不焦，摇而不响，甘甜纯正，果皮上有绒毛		
搭配宜忌	罗汉果＋红　枣√　　罗汉果＋莲藕√　　罗汉果＋雪梨√ 罗汉果＋西洋菜√　　罗汉果＋菊花√　　罗汉果＋桂圆×		
不宜人群	寒凉体质者、脾胃不好的人、梦遗及夜尿者		

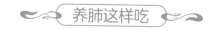

养肺这样吃

➤罗汉果茶➤

原料：罗汉果1个

做法：

1.将罗汉果洗净，撕成小片，放入杯中。

2.倒入适量沸水，泡10分钟，即可饮用。

营养师推荐：这款茶清香甘甜、制作简单，雾霾天可经常饮用。不过，罗汉果的用量不宜过多，否则会影响茶的口感。

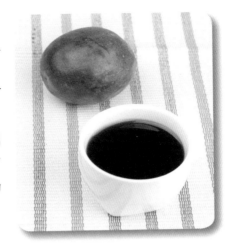

百合　温肺止咳，养阴清热……

百合有养阴润肺、清心安神、润肺止咳等功效。鲜百合中含有黏液质，具有润燥清热的作用，可用于肺燥或肺热引起的咳嗽。百合还能增强体液免疫能力，并抑制肿瘤生长，对多种癌症具有一定的防治效果。另外，百合还能清心除烦、宁心安神。

百合的营养成分及食用须知如表3-22所示。

表3-22　百合的营养成分及食用须知

营养成分	蛋白质、淀粉、脂肪、胡萝卜素、生物碱、维生素B$_1$、维生素B$_2$、维生素C、钙、铁、磷		
选购方法	优质百合色白或呈淡黄色，肉质肥厚，叶瓣均匀		
搭配宜忌	百合+麦冬√　　百合+竹荪√	百合+莲子√　　百合+腰果√	百合+银耳√　　百合+羊肉×
不宜人群	风寒感冒、脾虚便溏者		

养肺这样吃

❀枇杷百合银耳汤❀

原料：枇杷果5个，百合20克，银耳50克。

调料：冰糖适量。

做法：

1.枇杷果去皮、去核，将果肉切成粒；百合洗净，用清水浸泡15分钟；银耳泡发、洗净，撕成小朵。

2.将银耳、百合、冰糖放入锅中，加适量清水炖煮40分钟。

3.放入枇杷肉，继续煮10分钟即可。

营养师推荐：这是一款滋补佳品，可清热滋阴、生津润肺、祛痰止咳。

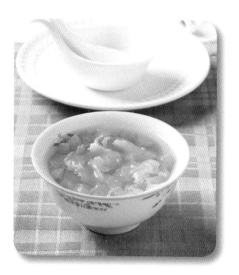

核桃芝麻百合粥

原料：粳米100克，核桃仁50克，黑芝麻、鲜百合各25克。

调料：冰糖适量。

做法：

1.将百合洗净，用清水浸泡6小时；黑芝麻洗净；核桃洗净后，控干水分，切碎备用。

2.锅中加适量清水，倒入洗净的粳米和百合，大火煮沸。

3.将核桃碎、黑芝麻放入锅中，改小火熬煮成粥，加适量冰糖调味即可。

营养师推荐：这款核桃芝麻百合粥有补血明目、养阴润肺、养颜补虚等功效。

百合银耳粳米粥

原料：粳米100克，鲜百合60克，银耳5克。

调料：冰糖适量。

做法：

1.银耳、百合分别洗净；粳米淘洗干净。

2.锅中加适量清水，放入银耳、百合和粳米，大火煮5分钟，改小火煮30分钟，熬煮成粥，加适量冰糖调味即可。

营养师推荐：粳米有较好的健脾胃、补中气的作用；银耳可养胃生津；百合则润燥除烦。三者一起熬粥，有清心润肺之功效。

腰果炒百合

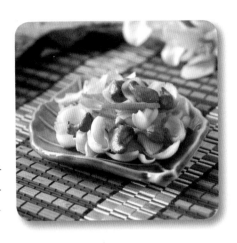

原料：腰果50克，新鲜百合、胡萝卜各100克。

调料：姜片、鸡精、盐各适量。

做法：

1.腰果、百合洗净，沥干水分；胡萝卜洗净，切成菱形状。

2.锅中倒油，烧至七成热，下腰果小火炸黄，捞出沥油；锅中加适量开水，放少许油及盐，下百合、胡萝卜略焯。

3.锅中倒油，烧至七成热，下姜片煸香，放入百合、胡萝卜，炒至断生，下腰果，加少许鸡精、盐调味，炒匀即可。

营养师推荐：百合可润肺止咳、宁心安神、美容养颜、防癌抗癌，腰果能补脑养血，健脾养肾。这是一款清火清肠的好菜肴，很适合雾霾天时食用。

 玉竹 ## 滋阴润燥，宁心安神......

玉竹有滋阴润燥、生津止渴、润肺止咳等功效。玉竹中含有多糖、维生素A及烟酸等成分，能增强人体抵抗力、延缓衰老。经常食用玉竹能补益五脏、滋养气血，提高身体素质，远离疾病困扰。

玉竹的营养成分及食用须知如表3-23所示。

表3-23　玉竹的营养成分及食用须知

营养成分	蛋白质、碳水化合物、膳食纤维、多糖、烟酸、尼克酸、铃兰苷、铃兰苦苷、山奈酚、槲皮素、黏液质、维生素A
选购方法	优质玉竹呈长圆柱形，略扁，色黄白，半透明，分枝很少，具纵皱纹及微隆起的环节，质地硬而脆，易折断

搭配宜忌	玉竹＋银耳√　　玉竹＋鸭肉√　　玉竹＋沙　参√ 玉竹＋桑叶√　　玉竹＋山药√　　玉竹＋薏苡仁√
不宜人群	脾虚便溏者、痰湿内润者及大便溏稀者

养肺这样吃

❊玉竹银耳粥❊

原料：粳米100克，玉竹15克，银耳10克，红枣20克。

调料：冰糖适量。

做法：

1.将粳米淘洗干净；玉竹洗净；银耳用温水泡发，去除杂质洗净，撕成瓣状；红枣洗净，去核。

2.砂锅中加适量清水，放入玉竹、粳米、红枣、银耳，大火烧开后改小火炖至银耳熟烂、粳米成粥，最后加适量冰糖调味即可。

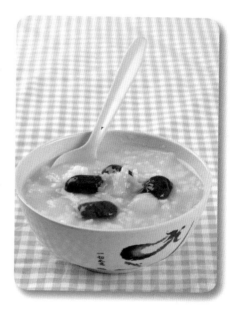

营养师推荐：这款粥有滋阴止咳、补虚养身的作用。

❊玉竹炖排骨❊

原料：排骨1000克，玉竹30克。

调料：八角、桂皮、盐各适量。

做法：

1.玉竹洗净；排骨洗净，剁块。

2.汤煲中加适量清水，放入排骨、玉竹、八角、桂皮，大火烧开后改小火煲1小时，加适量盐调味即可。

营养师推荐：玉竹有润肺、除热之功效。用玉竹煲的汤，味道甜而不腻，适合一年四季食用。

❦ 沙参玉竹蒸鸭 ❦

原料：老鸭1只，玉竹、北沙参50克。

调料：姜片、花椒、料酒、盐各适量。

做法：

1.将老鸭宰杀去毛，去内脏；玉竹、北沙参拣出杂质，洗净备用。

2.砂锅中加适量清水，放入鸭肉、玉竹和北沙参，加入姜片、花椒、料酒、盐，用小火炖2小时即可。

营养师推荐：这款菜有补阴除烦、润阴清热、润肠通便的功效，适用于肺阴虚损、五劳七伤、久咳及大便燥结等。

❦ 玉竹薏苡仁煲土鸡 ❦

原料：玉竹15克，薏苡仁30克，土鸡1只。

调料：葱段、姜片、盐各适量。

做法：

1.玉竹、薏苡仁分别洗净；土鸡处理干净、切块，入沸水中焯烫，捞出沥水。

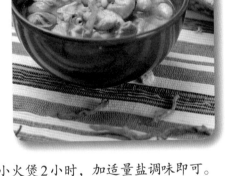

2.砂锅中加适量清水，放入鸡块、葱段、姜片，大火煮沸。

3.放入玉竹、薏苡仁再次煮沸，改小火煲2小时，加适量盐调味即可。

营养师推荐：这款汤滋味鲜美，有良好的滋阴补肾、养血明目、清肺养颜的功效。

麦冬　润肺止咳，清心除烦 ·····

麦冬有生津解渴、润肺止咳、清心除烦等功效，可用于肺燥干咳、津伤口渴、虚痨咳嗽、咯血、肠燥便秘、心烦失眠等。此外，麦冬可促进胰岛素细胞功能恢复、降低血糖。饮用麦冬水时，加入一点儿黄芪，可起到补气的作用，非常适合气阴两虚的糖尿病患者饮用。

麦冬的营养成分及食用须知如表3-24所示。

表3-24　麦冬的营养成分及食用须知

营养成分	β-谷甾醇、氨基酸、甾体皂苷、胡萝卜素、黏液质、糖类、豆甾醇、葡萄糖、果糖
选购方法	优质麦冬呈纺锤形，两端略尖；表面黄白色或淡黄白，有细纵纹；质柔韧，断面黄白色，半透明，中柱细小
搭配宜忌	麦冬+莲子√　　麦冬+党　参√　　麦冬+五味子√ 麦冬+鸭肉√　　麦冬+枸杞子√　　麦冬+黑木耳×
不宜人群	脾胃虚寒者、风寒感冒者及胃有痰饮湿浊者

养肺这样吃

莲合麦冬煲鸡肉

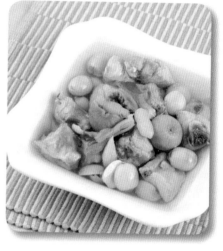

原料：鸡肉400克，麦冬8克，莲子50克，百合20克，无花果15克，油菜心4个。

调料：盐适量。

做法：

1.莲子、麦冬、百合、无花果、油菜心分别洗净，略泡。

2.鸡肉洗净斩块，入沸水中焯去血水，捞出备用。

3.汤煲内加适量清水，放入鸡肉、莲子、麦冬、百合、无花果，大火煮沸后改小火煲2小时，放入油菜心稍煮，加少许盐调味即可。

营养师推荐：这款莲合麦冬煲鸡肉有健脾益肺、滋阴润燥之功效。

麦冬枸杞菊花茶

原料：麦冬、枸杞子、菊花各10克。

调料：蜂蜜少许。

做法：

1.将麦冬、枸杞子分别洗净。

2.砂锅中加适量清水，放入麦冬、枸杞子、菊花，大火煮沸。

3.可以加少许蜂蜜调味，代茶饮用即可。

营养师推荐：这款茶制作简单，有良好的滋阴补肾、润肺止咳、清心除烦的功效。

麦冬雪梨炖瘦肉

原料：雪梨150克，瘦肉250克，麦冬、北杏各少许。

调料：盐适量

做法：

1.麦冬用清水浸软洗净；瘦肉剁成肉馅；雪梨去皮，洗净，去核，切块；北杏洗净。

2.瓦煲中加适量清水，放入麦冬、雪梨、瘦肉和北杏，大火煮沸后，小火炖2小时。

3.加适量盐调味，再炖煮入味即可。

百合麦冬瘦肉汤

原料：百合30克，麦冬15克，猪瘦肉50克。

调料：盐适量。

做法：

1.百合、麦冬分别洗净；猪瘦肉洗净，切成薄片。

2.砂锅中加适量清水，放入百合、麦冬、猪瘦肉，大火煮沸。

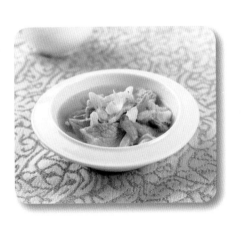

3.至猪瘦肉熟烂后，加适量盐调味即可。

营养师推荐：百合、麦冬与猪瘦肉搭配煲汤，可益肺金、降心火、养肾髓，是雾霾天滋补强身的好选择。

 川贝 **止咳化痰，清热散结** •••••

川贝有润肺止咳、化痰平喘、清热散结的功效。川贝对呼吸道具有保护作用，川贝中含有的总生物碱及非生物碱部分具有镇咳的作用，并随着用量的加大而增强；川贝能养护咽喉，缓解咽喉干涩、疼痛；川贝对于气管炎和慢性肺炎都有一定的效果。

川贝的营养成分及食用须知如表3-25所示。

表3-25　川贝的营养成分及食用须知

营养成分	蛋白质、脂肪、维生素A、维生素C、纤维素、钾
选购方法	优质川贝颗粒均匀、质地坚实、色泽洁白
搭配宜忌	川贝+银耳√　　川贝+麦冬√　　川贝+兔肉√ 川贝+橙子√　　川贝+甲鱼√　　川贝+乌头×
不宜人群	脾胃虚寒、寒痰及痰湿者

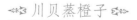

养肺这样吃

雪梨银耳川贝汤

原料：雪梨150克，川贝20颗，水发银耳2朵。

调料：冰糖6克。

做法：

1.川贝放入清水中浸泡10分钟，沥水；雪梨洗净、切成小块；银耳洗净，撕成小朵。

2.将所有食材放入碗中，加少许清水没过食材即可。

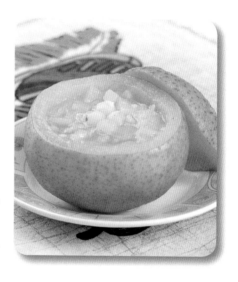

3.将碗放入蒸锅中，隔水蒸1小时即可。

营养师推荐：这是一款十分经典的止咳润肺养生汤，特别适合秋季食用，能防秋燥。

川贝蒸橙子

原料：川贝10克，橙子200克。

做法：

1.将川贝洗净，放在一个碗里，捣碎；橙子洗净、去皮，尽量不要去掉那层白色的筋膜。

2.在橙子上面切一小部分，在橙子中心用勺子掏一块果肉，放入碎川贝，盖上橙子盖，蒸约15分钟即可。

营养师推荐：川贝有止咳平喘的作用，加入橙子可中和川贝的甘苦。

川贝枇杷叶炖鹌鹑

原料：干枇杷叶、南北杏、桂圆肉各10克，川贝12克，鹌鹑2只。

调料：姜、盐各适量。

做法：

1.将川贝、枇杷叶、南北杏和桂圆肉分别洗净；鹌鹑处理干净，斩大件。

2.瓦煲中加适量开水，放入枇杷叶、南北杏、桂圆肉、川贝、鹌鹑肉、姜，大火煮20分钟，再改小火炖2小时，加适量盐调味即可食用。

营养师推荐：川贝枇杷叶炖鹌鹑补而不腻，有止咳补气、润肺清热的作用。

川贝炖兔肉

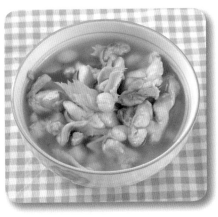

原料：川贝15克，兔肉250克。

调料：姜片、葱花、花椒、料酒、盐各适量。

做法：

1.将兔肉洗净，切成小块；川贝拣去杂质，洗净。

2.锅中加适量清水，放入兔肉、川贝，加入适量姜片、葱花、花椒、料酒和盐，大火烧开后改小火炖熟即可。

营养师推荐：这道菜有润肺止咳、化痰散结的功效，可用于肺阴亏虚、虚火内盛而致的咳嗽、咯血或妇女功能性子宫出血及宫颈炎等。

 止咳平喘，润肠通便 ·····

杏仁有止咳平喘、润肠通便的功效，主治咳嗽、肺病、肠燥便秘等。

研究发现，苦杏仁能促进肺表面活性物质的合成，使肺部病变部位得到改善，并增强肺脏功能。杏仁中还含有抗氧化物质，能保护人体细胞免受破坏，可增强免疫力、延缓衰老。另外，苦杏仁中的苦杏仁苷，能杀死血液中的癌细胞，常吃可防癌抗癌。

杏仁的营养成分及食用须知如表3-26所示。

表3-26　杏仁的营养成分及食用须知

营养成分	蛋白质、脂肪、碳水化合物、膳食纤维、胡萝卜素、B族维生素、维生素C、维生素P、苦杏仁苷、钙、磷、镁、钾
选购方法	优质杏仁形状规整，颗粒饱满，颜色较浅，味香而新鲜
搭配宜忌	杏仁+牛奶√　　杏仁+西洋菜√　　杏仁+白果√ 杏仁+芹菜√　　杏仁+海　带√　　杏仁+猪肉×
不宜人群	实热体质者、糖尿病者及产妇、幼儿

养肺这样吃

杏仁奶茶

原料：杏仁50克，糯米粉25克，牛奶250克。

调料：冰糖、糖桂花各适量。

做法：

1.杏仁泡开，将杏仁与牛奶放入搅拌机，磨细，磨好后与糯米粉拌匀。

2.锅中加适量清水和冰糖，用中火慢慢煮，待冰糖完全化开，将拌好的杏仁浆倒入锅中。

3.小火熬煮，边煮边搅拌，直至煮成糊状，食用时淋上少许的糖桂花即可。

营养师推荐：此茶中鲜奶能滋养脾胃、增强体质，加上杏仁祛痰止咳、冰糖润肺止咳，对慢性支气管炎具有药用价值。

百合杏仁粥

原料：鲜百合、粳米各50克，杏仁10克。

调料：白糖适量。

做法：

1.杏仁去皮、尖，打碎；百合、粳米分别洗净。

2.锅中加适量清水，放入杏仁、鲜百合、粳米，大火煮沸，改小火煮熬煮成粥，加适量白糖调味即可。

营养师推荐：这是一款由百合、杏仁、粳米熬至的甜品，有润肺止咳、清心安神之功效，适用于病后虚弱、干咳劳嗽。

杏仁拌黄瓜

原料：杏仁50克，黄瓜300克。

调料：蒜碎、泰式甜辣酱、香油、蚝油、生抽、醋、鸡精、盐各适量。

做法：

1.黄瓜清洗干净，切块；杏仁洗净。

2.将黄瓜和杏仁放入一个大碗中，再放入适量蒜碎，放入蚝油、盐、生抽、鸡精、醋、香油、泰式甜辣酱拌匀即可。

杏仁炒西芹

原料：西芹300克，杏仁20克。

调料：葱段、植物油、盐各适量。

做法：

1.将西芹择去菜叶，洗净，斜切成段；杏仁泡发，洗净，去皮备用。

2.锅中加适量清水，大火烧沸，下西芹段焯水，捞出过凉。

3.锅中倒油，烧至七成热，下葱段炒香，倒入西芹段炒至断生，放入杏仁稍炒，加少许盐调味即可。

营养师推荐：这是一款清清爽爽的素菜，尤其富含膳食纤维及多种维生素，能帮助吸烟者养护肺脏、止咳祛痰。

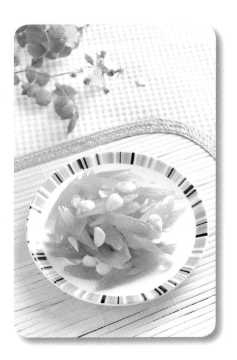

陈皮 健脾和胃、化痰平喘 ·····

陈皮具有理气健脾、燥湿祛痰、止咳化痰的功效。陈皮中所含的挥发油有刺激性被动祛痰的作用，使痰液易于咳出，从而保护肺脏。陈皮提取物具有平喘功效，能缓解哮喘症状。陈皮还常用于烹饪菜肴，起到除味、增香的作用。

陈皮的营养成分及食用须知如表3-27所示。

表3-27 陈皮的营养成分及食用须知

营养成分	膳食纤维、维生素C、维生素E、柠檬苦素、挥发油、橙皮苷
选购方法	优质的陈皮片大、色鲜、油润、质软、香气浓、味甜苦辛
搭配宜忌	陈皮+小米√　　陈皮+山楂√　　陈皮+茶叶√ 陈皮+半夏×　　陈皮+南星×　　陈皮+温热香燥药×
不宜人群	气虚体燥、阴虚燥咳、吐血及内有实热者

养肺这样吃

❀ 陈皮小米粥 ❀

原料：小米60克，银耳2小朵，陈皮5克，枸杞子6～8粒。

调料：冰糖适量。

做法：

1.小米、陈皮分别洗净，银耳提前泡发，枸杞子浸泡半小时。

2.砂锅中加适量清水，放入陈皮、银耳，煮沸后改小火煮10分钟。

3.放入小米，大火煮沸，改小火继续熬煮15～20分钟。

4.放入枸杞子、冰糖，继续煮10分钟即可。

营养师推荐：这款粥具有健脾开胃、补虚劳的功效，能增强体质、益肺止咳。

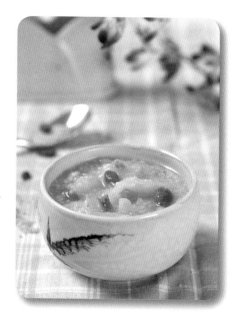

养肺——抗霾润燥防癌

陈皮牛肉

原料：牛肉400克，陈皮10克。

调料：葱段、姜片、干红辣椒、花椒、植物油、酱油、料酒、白糖、盐各适量。

做法：

1.牛肉洗净，切成5厘米见方的薄片；陈皮洗净；干红辣椒洗净，切成段。

2.锅中倒油，烧至七成热，下牛肉炸至呈深红色，捞出沥油。

3.锅留底油烧热，下葱段、姜片、干红辣椒、花椒炒香，加适量清水，放入炸好的牛肉、陈皮，加少许酱油、料酒、白糖、盐调味，小火烧透后改大火收汁，装盘即可。

陈皮荷叶茶

原料：干荷叶15克，干山楂、薏苡仁、陈皮各10克。

调料：冰糖少许。

做法：

1.将干荷叶、干山楂、薏苡仁、陈皮分别洗净，放入砂锅中。

2.加入约700毫升清水，大火煮沸，放入少许冰糖，改中火熬煮5分钟。

3.取一个带有漏网的壶，将煮好的汤水倒入壶中，即可代茶饮用。

陈皮猪蹄汤

原料：猪蹄300克，陈皮8克，罗汉果1个，甜杏仁6克。

调料：盐适量。

做法：

1.猪蹄处理干净，切块备用；陈皮洗净，切丝；甜杏仁洗净，去衣。

2.砂锅中放适量清水，大火煮沸后，放入猪蹄、陈皮、罗汉果、甜杏仁。

3.再次煮沸后，改小火煲2小时。

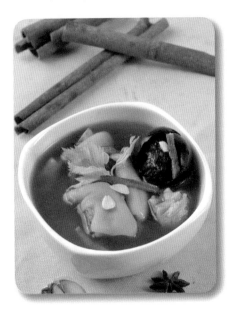

4.出锅前，加适量盐调味，稍煮即可。

营养师推荐：陈皮能去除猪蹄的油腻，这款汤可清热润肺、化痰止咳、开声清音。

 黄芪 润肺生津，补中益气

黄芪有润肺生津、调和脾胃、补中益气、利水消肿等功效。黄芪是提高肺和呼吸系统免疫力的常见药材，具有补气的作用。黄芪具有抗菌、抗病毒的作用，能增强机体对雾霾中病毒的抵抗力。另外，黄芪还具有抗氧化的作用，可减轻脂质过氧化物对生物膜的损害。

黄芪的营养成分及食用须知如表3-28所示。

表3-28　黄芪的营养成分及食用须知

营养成分	蔗糖、葡萄糖醛酸、黏液质、生物碱、氨基酸、胆碱、叶酸、苦味素、钙、钾、钠、锌、镁、铜、硒
选购方法	优质黄芪呈圆柱形，形体粗壮，略带扭曲，皱纹少，质地坚硬，粉性足，味道微甜
搭配宜忌	黄芪+鲫鱼√　　黄芪+猪蹄√　　黄芪+枸杞子√ 黄芪+红枣√　　黄芪+乌鸡√　　黄芪+杏　仁×
不宜人群	阴虚阳亢者及表实邪盛、气滞湿阻、食积停滞、痈疽初起、溃后热毒尚盛等实证

养肺这样吃

黄芪粳米粥

原料：黄芪20克，粳米100克。

调料：红糖适量。

做法：

1.黄芪洗净、切片，加水200毫升，煎至100毫升，去渣留汁。

2.粳米洗净，加适量清水煮至米开花。

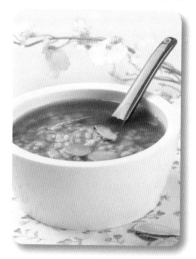

3.加入黄芪汁继续熬煮5分钟，食时可加适量红糖调味即可。

营养师推荐：黄芪与粳米煮粥，最适合清晨服用，具有润肺生津、补中益气、增强免疫的功效。

❧❧ 黄芪红枣茶 ❧❧

原料：黄芪10克，红枣5颗。

调料：红糖适量。

做法：

1.黄芪洗净、切片；红枣洗净、去核、撕成小块。

2.黄芪、红枣一起放入砂锅中，加清水500毫升，大火煮沸，改文火煮约20分钟。

3.饮用前，可加适量红糖或白糖增加风味。

营养师推荐：红枣是益气养血的佳品，还有和药之功。黄芪与红枣搭配，有补气升阳、健脾和胃、润肺生津等功效。

❧❧ 黄芪鲫鱼汤 ❧❧

原料：鲫鱼1条，红枣10颗，黄芪10克，莲藕100克，胡萝卜50克。

调料：姜片、料酒、味精、盐各适量。

做法：

1.鲫鱼处理干净；红枣、黄芪洗净；莲藕、胡萝卜去皮洗净，切块。

2.锅中倒油，烧至七成热，放入鲫鱼煎至两面金黄，加适量清水、姜片、料酒，再放入藕块、红枣和黄芪，大火煮沸改小火熬煮1小时。

3.将胡萝卜块放入锅中，继续熬煮30分钟，加味精和盐调味即可。

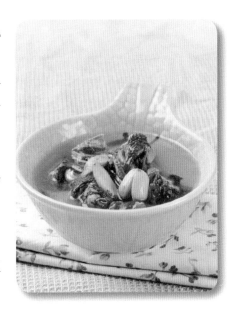

❧❧ 黄芪莲子乌鸡汤 ❧❧

原料：乌鸡1只，黄芪15克，莲子30克。

调料：胡椒粉、盐各适量。

做法：

1.乌鸡处理干净；黄芪、莲子分别洗净。

2.砂锅中加适量清水，放入乌鸡、黄芪、莲子大火煮沸。

3.改小火慢炖至鸡肉熟烂，加适量胡椒粉、盐调味即可。

营养师推荐：这是一款滋补名菜，有良好的补脏腑、益气血的功效，尤其适合女性朋友食用。

养肺的科学运动

雾霾不仅要防，更要从根本上治理；肺脏不仅要保护，更要从根本上强健肺脏功能。强健肺脏功能最根本的措施就是科学运动，每天抽出一点时间做一些小锻炼，可以全面增强体质，改善肺功能。

小体操，养肺大效果

呼吸操

这套"呼吸操"能充分调动肺脏功能，促进肺脏排毒，并有助血液循环。

动作1：自然站立，两脚分开与肩同宽，保持后背挺直，深呼吸，同时尽量将两肩向脊柱中轴线靠近，并将头部后仰至极限，以便把整个胸腔打开。上述过程中，深吸一口气，并屏住呼吸15～30秒，然后缓缓吐气，恢复自然站立（图4-1）。

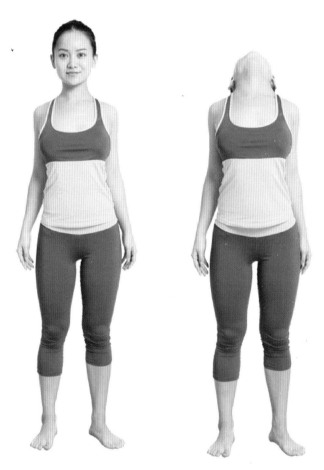

图4-1　动作1

动作2：深呼吸，在深呼吸的同时，尽量将两肩向前胸骨靠近，同时低头将后背弓到极限。依旧要屏住呼吸15～30秒，然后缓缓吐气，恢复自然站立（图4-2）。

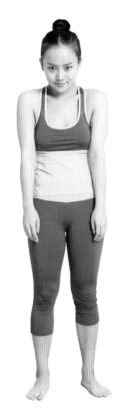 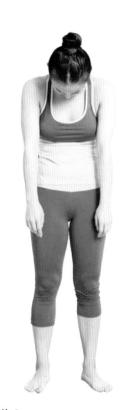

图4-2　动作2

做上述动作时，要伴随着呼吸—屏气—吐气，经常练习有助增强肺功能，高血压、糖尿病患者不宜练习。

伸展操

这套"伸展操"是尽力向上伸展，可有效伸展颈椎、胸椎和腰椎，放松身心，经常练习还可避免塌腰驼背。

动作1：自然站立，两脚分开与肩同宽，挺直腰背（图4-3）。

动作2：右脚支撑身体，左腿弯曲，双手帮助左脚掌踩在右大腿内侧，脚趾朝下。吸气，双臂慢慢举过头顶伸直，双手在头顶上方合十，保持10～15秒（图4-4）。

动作3：放下左脚，休息片刻，换另一侧重复上述动作（图4-5）。

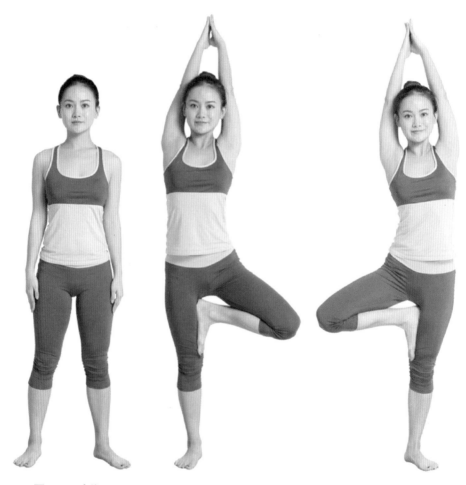

图4-3　动作1　　　　　图4-4　动作2　　　　　图4-5　动作3

做这组动作时，除注意平衡外，全身肌肉宜紧绷上提，还要配合均匀呼吸。

转臂操

转臂操能扩展胸部，锻炼肩部肌肉，并且有助强健心肺功能。

动作1：自然站立，双脚稍分开，抬头、挺胸、目视前方，伸直手臂，双掌放在身后，掌心相对（图4-6）。

动作2：按逆时针方向，从后向前转动手臂。这一过程中，能充分感受到胸部也在做不同程度的扩展运动。转动10圈（图4-7）。

动作3：回复动作1，按顺时针方向再转动10圈（图4-8）。

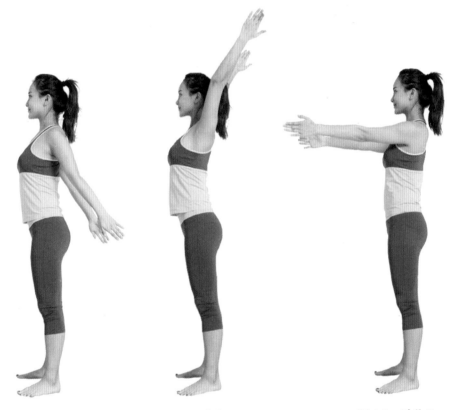

图4-6　动作1　　　　　图4-7　动作2　　　　　　　　图4-8　动作3

　　　整个运动过程中，脊椎不要弯曲，手臂始终伸直、不弯曲，动作宜缓慢进行。

抬腿操

"抬腿操"看似简单，但需要腹部、大腿和小腿肌肉一起用力，坚持练习有助促进消化、预防便秘、消除肚腩。

动作1：俯卧，将右腿伸直后抬起，坚持5秒后放下，再抬起左腿保持5秒，两腿交替进行（图4-9）。

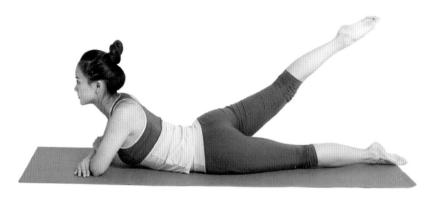

图4-9　动作1

动作2：仰卧，双手放在身体两侧，上半身保持不动，两腿伸直、向上缓缓抬起，至两腿与上半身成90°，坚持片刻，再缓缓放下，重复15次（图4-10）。

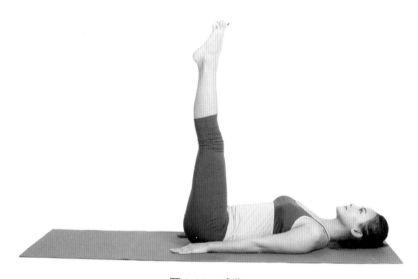

图4-10　动作2

养肺——抗霾润燥防癌

动作3：与动作2类似，两腿与上半身成45°，坚持片刻，再缓缓放下，重复15次（图4-11）。

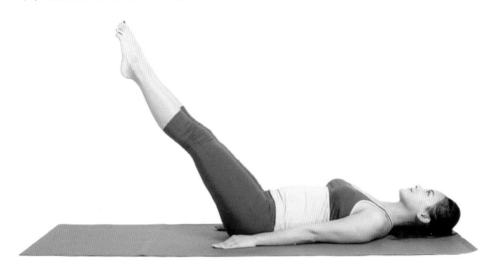

图4-11 动作3

做上述动作时，配合自然的深呼吸进行，效果更好。动作2、动作3保持的时间，视自身情况调整。

合十操

"合十操"简单易学，且站着、坐着均可进行，有助于拉伸胸椎和胸部，充分延展肺部，让肺脏自由呼吸。

动作1：自然站立，两脚分开与肩同宽，抬头、挺胸、收腹，双手合十，手臂呈水平状放于胸前，手臂与手掌呈垂直状态。接着，手臂慢慢向左、右做平移运动，左右各进行15次（图4-12）。

动作2：回复到起始动作，将手臂缓缓伸向头顶，再缓缓落回到胸前，反复进行15次（图4-13）。

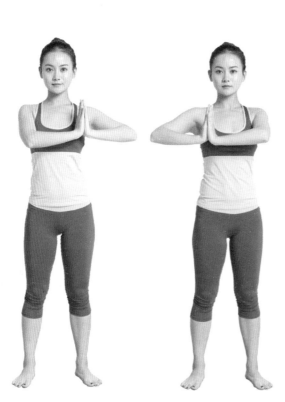

图4-12　动作1

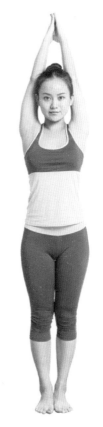

图4-13　动作2

整个动作过程中，始终双手合十，保持直线运动，动作宜缓慢，可配合呼吸进行。

拱桥操

"拱桥操"身体的形状酷似半个优美的拱桥，反复练习这组动作，可加强四肢及背部肌肉，有助于激活心肺功能。

动作1：仰面躺下，双脚稍打开；屈膝使小腿胫骨和地面垂直（图4-14）。

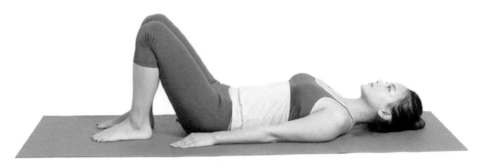

图4-14　动作1

　　动作2：吸气，腰臀发力，将臀部抬离地面，使身体成半拱型；手臂贴地，保持姿势30秒。呼气，将身体缓慢放下。调整呼吸，重复该动作（图4-15）。

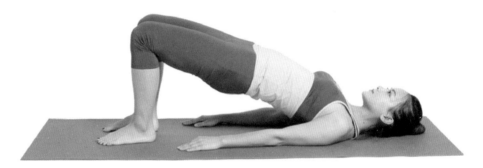

图4-15　动作2

　　　　身体形成拱型时，双手可以放到腰部下面，帮助身体和臀部向更高处抬升，使臀部肌肉更紧致。切记头颈部要保持不动，不能左右摆动。

转体操

　　"转体操"即坐姿转体，不仅能锻炼腰部肌肉，还能有效按摩胃肠，促进消化、排毒，消除腰部赘肉。

　　动作1：坐在垫子上，弯曲双膝，双肘自然弯曲，双手置于膝盖上，挺直腰背，胸部上提，锁骨向后展开（图4-16）。

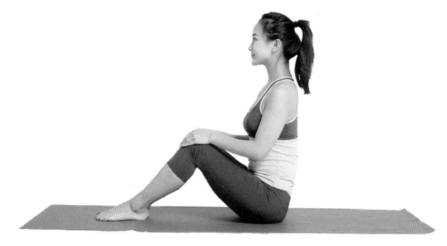

图4-16　动作1

动作2：身体自然转向右侧，右手撤到身体侧后方，左手放在右膝盖上，保持腰背部挺直，胸部上提。呼吸时，身体自然向右后方旋转，保持3～5次呼吸，呼气时将身体带回初始动作（图4-17）。

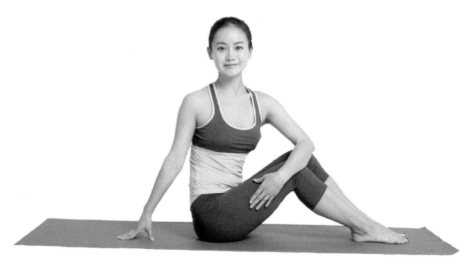

图4-17　动作2

动作3：身体自然转向左侧，左手撤到身体侧后方，右手放在左膝盖上，保持腰背部挺直，胸部上提。呼吸时，身体自然向左后方旋转，保持3 ~ 5次呼吸，呼气时将身体带回初始动作（图4-18）。

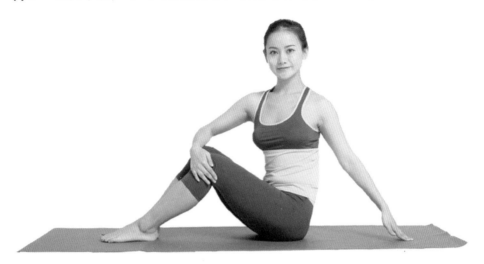

图4-18　动作3

　　身体转向侧方时，要使腰背部垂直于地面，以免后仰。呼气或吸气转变方向时，头颈尽量自然扭转，让手臂或颈部承受重量，不要耸肩。

俯仰操

"俯仰操"即前俯后仰，能充分伸展脊椎、扩展胸部，有助增加肺活量。

动作1：自然站立，双脚稍分开，挺直腰背，双手举过头顶、掌心向前，手臂伸直，呼气（图4-19）。

动作2：吸气，双脚并拢，身体向正后方弯曲，达到最大限度，保持15 ~ 30秒，呼气回正（图4-20）。

动作3：接续动作1，吸气，双脚并拢，身体向正前方弯曲，达到最大限度，保持15 ~ 30秒，呼气回正（图4-21）。

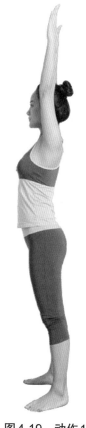

图4-19　动作1

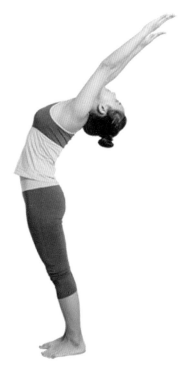

图4-20　动作2

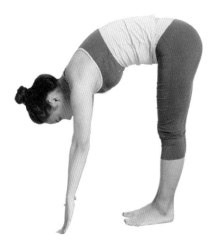

图4-21　动作3

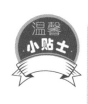

　　前俯后仰的过程中，双手、双腿保持伸直、不要弯曲。有高血压或头晕者不宜仰头过度，动作宜由慢至快，幅度由小到大。

触脚操

"触脚操"即弯腰触脚，可有效拉伸身体、放松身心，促进血液循环及新陈代谢，即使雾霾天也可在家里轻松进行。

动作1：自然站立，两脚分开一步距离，双手侧平举，掌心向下（图4-22）。

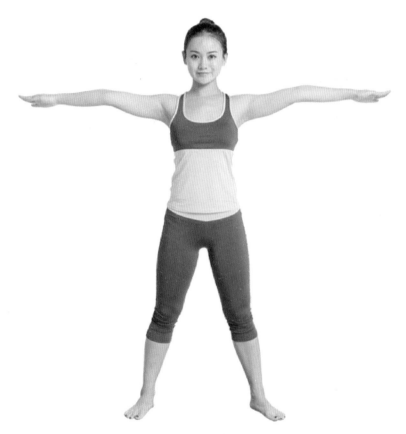

图4-22　动作1

动作2：向下弯腰，用左手去触摸右脚尖，同时右臂尽量向后上方抬起（图4-23）。

动作3：恢复自然站立，向下弯腰，用右手去触摸左脚尖，同时左臂尽量向后上方抬起。每侧重复20次（图4-24）。

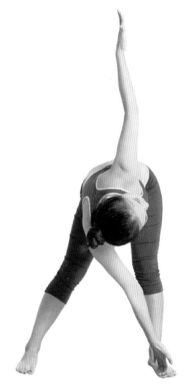
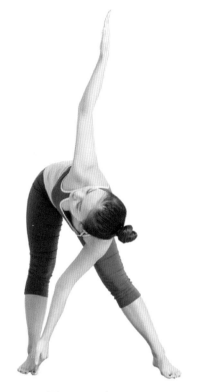

图4-23　动作2　　　　　　　　　　图4-24　动作3

做上述动作时，双手伸直、双腿不要弯曲。如果触摸不到脚面，可改为触摸小腿，以降低难度。

下蹲操

"下蹲操"即抱头下蹲，不仅能有效锻炼腿部、臀部肌肉，而且能加强深呼吸，有助强健心肺。

动作1：自然站立，两脚分开与肩同宽，脚尖略向外，两腿略弯曲，双手手指交叉、抱于脑后（图4-25）。

动作2：接着，慢慢地下蹲，尽力蹲到你所能蹲的最低位置。随后，慢慢复原（图4-26）。

动作3：重复上述下蹲、站起动作。每次运动10分钟，每天1～2次即可（图4-27）。

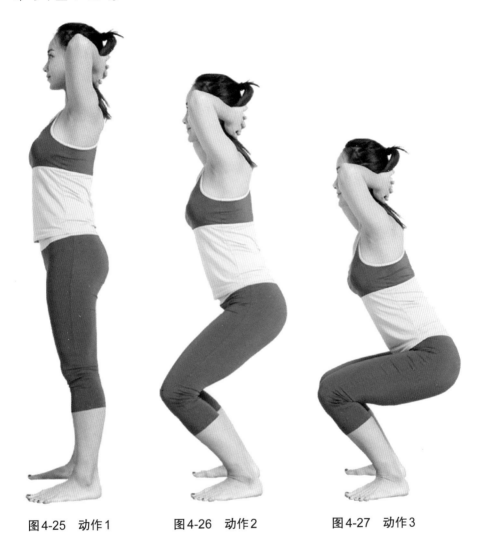

图4-25　动作1　　　　图4-26　动作2　　　　图4-27　动作3

整个运动过程中，动作宜缓慢，不要过猛、过于用力。此外，膝盖弯曲的同时腰部不能弯曲。

瑜伽，养肺的好方法

树式

"树式"就是模仿一棵被风吹拂的树，可以伸展颈椎、胸椎和腰椎，有助放松身心，保证肺脏顺畅呼吸。

动作1：双脚并拢站立，吸气，双手向头顶方向抬起，掌心合十（图4-28）。

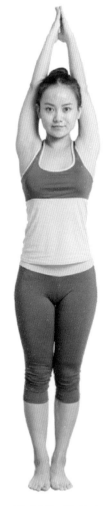

图4-28　动作1

动作2：呼气，上体尽量向一侧弯曲，保持呼吸正常（图4-29）。

动作3：吸气，上体缓缓复原，脊柱挺直。调匀气息后，再向另一侧弯曲（图4-30）。

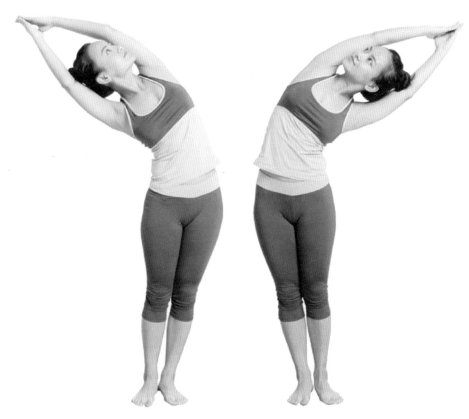

图4-29　动作2　　　　　　　　　　图4-30　动作3

身体侧弯时，要尽量使整个身体保持在一个平面上，肩膀、胸部和骨盆充分打开，不要向前倾。

L式

"L式"不仅可以锻炼腹部、腰部、臀部和后背的肌肉，而且对肝脏、肾脏等脏腑器官也有很好的保健作用，可促进血液循环、防治便秘。

动作1：平躺，双臂伸直，手掌朝下。吸气，两条伸直抬起，与上身垂直（图4-31）。

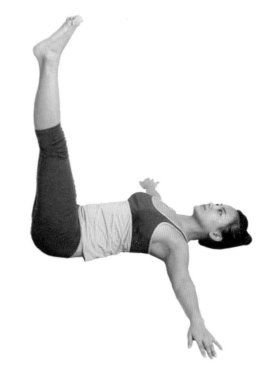

图4-31　动作1

动作2：呼气，双腿保持与上身垂直，缓缓转向身体左侧，保持头、手臂、后背紧贴地面，至双腿与地面成60°角。保持这个姿势10秒，均匀呼吸（图4-32）。

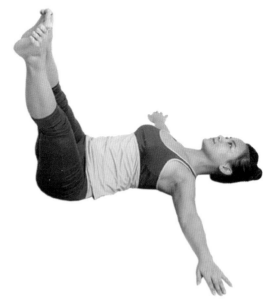

图4-32　动作2

动作3：呼气，双腿继续带动腰腹慢慢向下，双腿依然与上身垂直，直至紧贴地面。调整呼吸，恢复双腿向上与上身垂直，再转向另一侧。左右各重复10次（图4-33）。

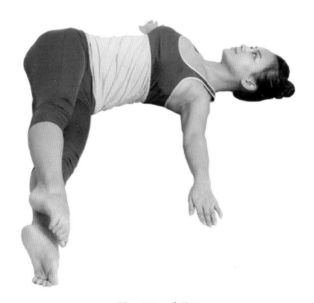

图4-33　动作3

运动中主要是腹部、腰部、腿部用力，初练者可以适当借用臂部和手的力量，调整双腿与上身的角度。

V式

"V式"是将身体摆成个"V"字，有正向、反向两组动作，正向运动可锻炼双腿、腹部、背部肌肉，反向运动可促进大脑的血液循环、有效改善疲劳。

动作1：坐姿，身体放松，两腿向前伸直。十指相扣，置于脑后（图4-34）。

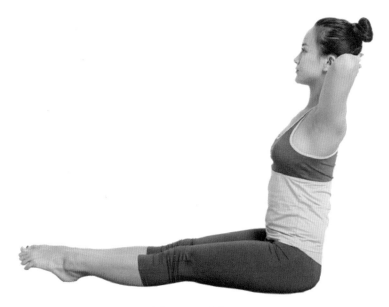

图4-34　动作1

　　动作2：呼气，身体微向后倾，双脚离地。不要屈膝，用臀部平衡全身。脚趾尖尽量与头顶成同一高度，两腿与地面成35°～45°角，形成个正向"V"字。保持此姿势15秒，回复动作1，重复10次（图4-35）。

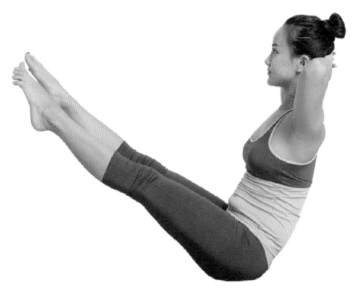

图4-35　动作2

动作3：趴在垫子上，以小臂、小腿接触地面、支撑身体，使大腿、小腿成90°角，大臂、小臂也成90°角（图4-36）。

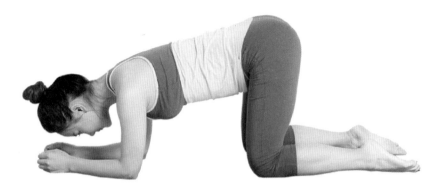

图4-36　动作3

动作4：将身体重心慢慢前移，两脚脚尖踩地。头顶触地，慢慢抬起臀部，伸直双腿。尝试把重心放在头和双脚上，注意保持平衡，形成个反向"V"字。保持此姿势15秒，回复动作3，重复10次（图4-37）。

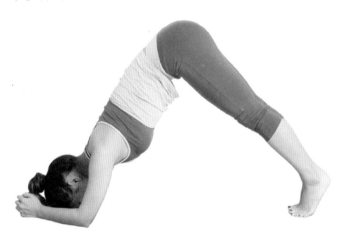

图4-37　动作4

温馨小贴士

动作1、动作2为一组，初练者可以降低难度，脚尖和头顶不必在同一高度；动作3、动作4为一组，运动中要尽量保持脊椎不要弯曲。

鱼式

"鱼式"是瑜伽里的经典动作，经常练习不仅能增强心肺功能，还能有效缓解肩颈疼痛和腰酸背痛。

动作1：平躺，双腿并拢，绷直脚尖，将双手自然放在身体两侧（图4-38）。

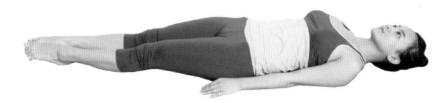

图4-38　动作1

动作2：吸气，用前臂和手肘帮助支撑起身体，一边呼气，一边仰头拱起背部，臀部紧贴地面，使百会穴着地（图4-39）。

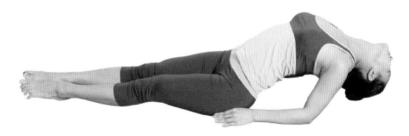

图4-39　动作2

动作3：两手在胸前合十，拇指相扣，双臂向头部伸展，使双手尽量接触到头顶前方的地面。至极限处保持10秒，回复动作1。重复10～15次（图4-40）。

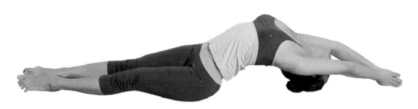

图4-40　动作3

患有高血压、低血压、偏头痛、失眠或严重腰部、颈部疾病者不宜练习这套动作。

虎式

"虎式"瑜伽可以让腰部、臀部和腿部的线条紧实，还能打开胸腔，有利于肺脏的气体交换。

动作1：跪姿，双手和膝盖触地，大腿与小腿呈90°，手臂伸直，背部尽量保持平直（图4-41）。

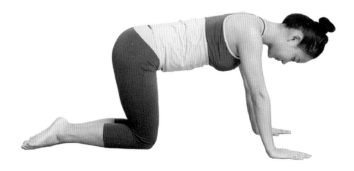

图4-41　动作1

动作2：头部上扬，背部下压，臀部尽量抬高（图4-42）。

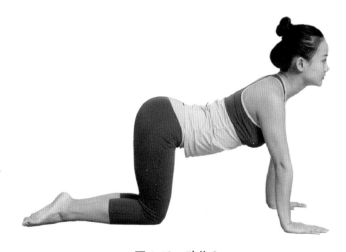

图4-42　动作2

动作3：低头、弓背，右腿顺势向胸部抬起，脚尖绷直，保持悬空状态（图4-43）。

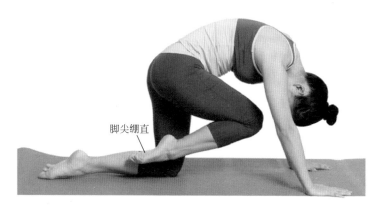

脚尖绷直

图4-43　动作3

动作4：吸气，将头部抬起，背部下压，右腿伸直向后踢，脚尖绷直；呼气，放下右腿，休息片刻后重复5次。换左腿重复上述动作（图4-44）。

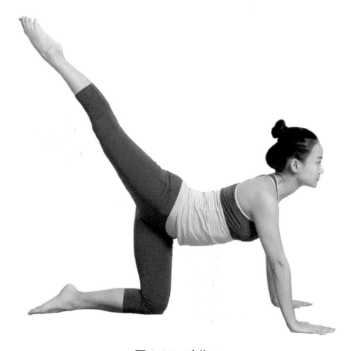

图4-44　动作4

做这套动作时，要注意保持身体平衡，避免来回晃动，并保持均匀呼吸。

弓式

"弓式"瑜伽对关节、脊椎、肺部、胸部和腹部等均有锻炼效果，尤其适合女性朋友练习。

动作1：俯卧在垫子上，弯曲双膝，两手分别抓住两只脚（图4-45）。

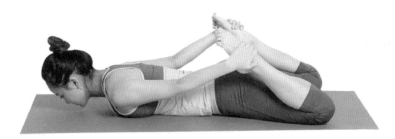

图4-45　动作1

动作2：吸气，将上半身和两腿抬离地面，尽量向上抬起，使整个人呈"U"形，手臂伸直。呼气，头颈后仰，收紧背部，保持10秒。呼气，松开双手，身体回落在垫子上，休息片刻后，重复上述动作（图4-46）。

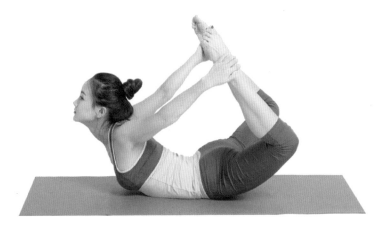

图4-46　动作2

在抬高上半身的同时，要注意收腹、夹臀、收肛，并配合深呼吸。

半弓式

"半弓式"与"弓式"动作类似，经常练习可放松身心、促进机体新陈代谢、增强心肺功能。

动作1：俯卧，额头着地，两腿伸直，手肘伸直放在身体两侧，掌心向下（图4-47）。

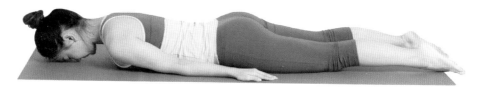

图4-47　动作1

动作2：抬头挺胸，右腿弯曲，右手抓住右脚，左臂轻扶在地上（图4-48）。

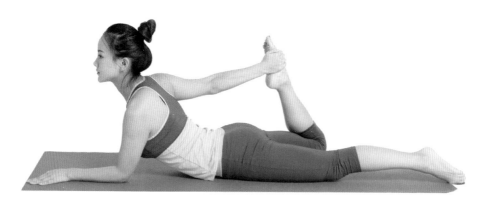

图4-48　动作2

动作3：吸气，右手抓住右脚抬高，至极限停留10秒。恢复起始姿势，换另一侧重复（图4-49）。

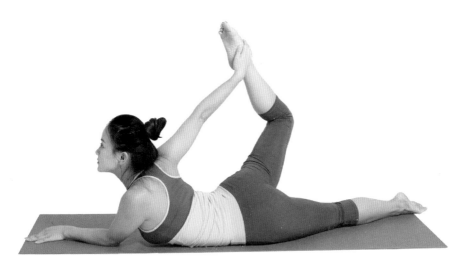

图4-49　动作3

温馨小贴士

练习这个动作时，脚需要用力使身体拉高，同时使身体侧面有挤压感。另外，练习过程中不断做深呼吸，效果更佳。

飞燕式

"飞燕式"是学燕子起飞的动作，有助扩展胸部、锻炼心肺，能较好地放松身体、缓解疲劳。

动作1：俯卧，腹部紧贴地面，将头部和胸部稍微抬起，两手自然放在身体两侧（图4-50）。

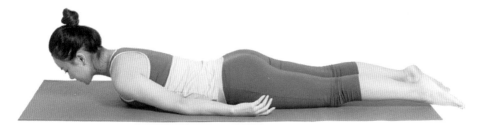

图4-50　动作1

动作2：双臂伸直，向两侧展开，掌心向下，两腿并拢后伸直（图4-51）。

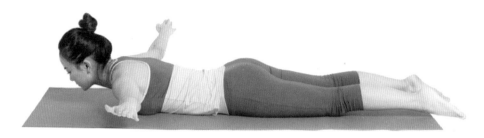

图4-51　动作2

动作3：将头部、胸部、四肢同时尽力向上抬起，至极限处保持5～10秒，重复15次（图4-52）。

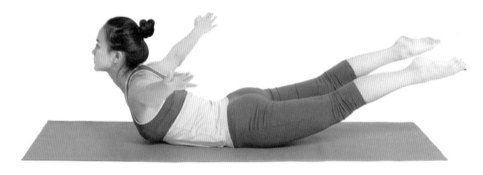

图4-52　动作3

这组动作重点在于动作3，要注意充分打开身体，动作幅度视身体状况调节。

骆驼式

"骆驼式"是个纠正不良体态的好动作，经常练习可有效改善驼背。事实上，纠正不良的体态，能使我们的呼吸更顺畅。

动作1：跪姿，双手叉腰，膝盖打开与臀同宽，脚掌朝上，挺直上身，使大腿与小腿垂直（图4-53）。

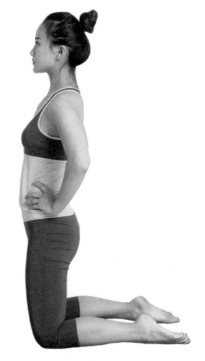

图4-53　动作1

动作2：吸气，头部稍后仰，带动脊柱慢慢向后弯，大腿、臀部和腹部用力保持平衡，头仰视上方（图4-54）。

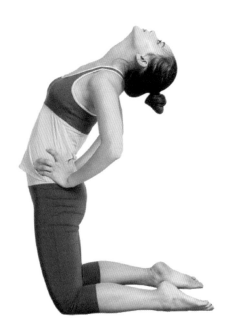

图4-54　动作2

动作3：呼气，右手抓住在右脚跟上，左手再慢慢抓住左脚跟。吸气，抬高胸部，双手往脚掌方向用力，保持这个姿势10～15秒，均匀呼吸。双手自然下垂，慢慢恢复初始姿势，重复10次（图4-55）。

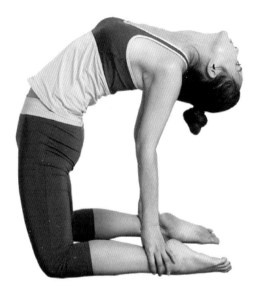

图4-55　动作3

　　初学者若无法完成抓住脚跟的动作，不要勉强自己，让脊椎自然弯曲即可。

几类人群养肺防霾特别关注

孩子身体尚未发育完全，雾霾天气最容易先中招；老人肺功能减退，雾霾更是令肺脏雪上加霜；被雾霾包围的驾车族，稍不注意雾霾就会影响健康……因此，这些特殊人群在雾霾天应给予特别关注。

孩子养肺防霾特别关注

雾霾天，孩子容易先中招

孩子正处于生长发育阶段，身材较成人矮小，距离地面较近，而雾霾易沉积在低处，加上孩子没有鼻毛，不能阻挡大颗粒进入，防御能力弱。所以，孩子极易吸入雾霾颗粒物，尤其是呼吸系统尚未完善的婴幼儿。雾霾天气灰尘、颗粒会通过宝宝的呼吸道直接进入宝宝的身体，侵害宝宝健康，从而引起一系列疾病（图5-1）。

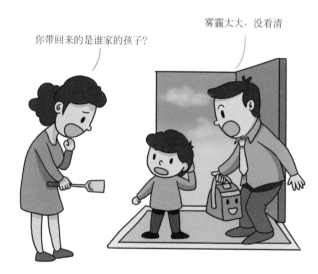

图5-1　雾霾太大，没看清

呼吸道疾病

雾霾颗粒物通过呼吸道进入孩子体内后，会沉积在肺泡中。当颗粒物溶解后就会进入血液，影响血红蛋白输送氧气的能力，容易造成血液中毒。当雾霾严重时，孩子吸入污染物质后易使中枢神经系统发生病变，进而引起肺水肿或慢性气管炎，严重时可导致肺气肿或肺癌等。对于患有支气管哮喘或慢性支气管炎等疾病的孩子，雾霾天还会加重病情或导致疾病复发。这时，患儿应在医生的指导下合理用药，家长切勿擅自给孩子服用抗生素或止咳糖浆。

结膜炎

雾霾天气，空气中的微粒容易附着在眼角膜上，会对眼睛黏膜系统造成刺激，孩子眼部血管又比较娇嫩，很容易引发结膜炎。结膜炎一般不会自行缓解，如果出现一般眼部不适症状，家长可通过冷敷的办法帮助孩子来缓解；如果出现频繁眨眼、揉眼睛、转眼珠等症状，就应及时就医。

另外，雾霾天也是孩子患过敏性结膜炎的高发时期，尤其是过敏体质的孩子更要提高警惕。

小儿佝偻病

小儿佝偻病的发生主要与钙缺乏有关，缺钙主要由饮食中长期缺乏钙元素或机体缺乏维生素D导致对钙吸收产生障碍引起的。太阳中的紫外线是人体合成维生素D的唯一途径，而长时间的雾霾天气则会阻挡太阳中紫外线的照射，导致体内合成维生素D降低，直接增加孩子患小儿佝偻病的概率。另外，紫外线还有杀灭大气中病毒、细菌的作用，连续不断的雾霾天也会导致近地层紫外线减弱，使空气中的传染性病菌的活性增强，增加孩子患传染病的可能。

情绪不稳定

雾霾天不仅会影响大人的心情，孩子的情绪一样会受到影响。如果孩子整天处于阴霾的天气里，那么松果体就会分泌出较多的松果体素，从而使得甲状腺素、肾上腺素的浓度相对降低。而甲状腺素、肾上腺素是唤起细胞工作的激素，一旦减少，细胞就会变得极不活跃，孩子容易无精打采、食欲减退。

雾霾天气，由于光线较弱及周围的低气压，也易让孩子产生精神懒散、情绪低落及悲观情绪。

应增强孩子的体质

家长平时应带孩子多参加体育锻炼，注意饮食的均衡营养，增强孩子的体质，提高免疫力。经常进行外出锻炼，还能提高对外界环境的适应能力及对疾病的抵抗力，并促进骨骼生长发育，以及内分泌的控制与调节功能。

十面霾伏，孩子如何预防

随着雾霾天气的严重，不少孩子都受到雾霾的影响，出现干咳等症状。面对如此恶劣的环境，家长不要掉以轻心，应内养外防，全方位保护孩子的身体健康。

减少孩子户外活动

雾霾中含有多种有害物质，如尘埃、病原微生物，如果在外面待的时间过长，空气中的这些有害物质就会进入呼吸道，对孩子的呼吸系统造成影响，从而引起呼吸道感染、急性气管支气管炎及肺炎等。因此，雾霾天应尽量减少孩子户外活动，尤其是呼吸系统还未发育完善的婴幼儿，家长更不应在雾霾天带孩子出去。如果必须要出去的话，最好选择能见度较好的时段，并给孩子戴上防霾抗菌口罩。

勤漱口、洗脸、清理鼻腔

雾霾主要是通过鼻子、口腔进入呼吸道和消化道，也可通过毛孔进入人体。雾霾天气，空气中的病毒、细菌易附着在裸露的脸部，并极易进入呼吸系统，从而对孩子健康造成威胁。因此，孩子从外面回到家后，一定要及时把附着在身体上的有害物质清洗干净。

洗脸时最好用温水，这样可以将附着在皮肤上的阴霾颗粒清洗干净。从外面回来后，要让孩子及时用温水漱口，以清除口腔中的脏东西。清理鼻腔时，最好让孩子自己来，先让孩子洗净双手，然后手捧温水用鼻子轻轻吸水并迅速擤鼻涕，反复几次，就可将鼻腔中的脏东西清洗干净。另外，家长也可用干净的棉签蘸水帮助孩子清洗鼻腔，但要小心别弄伤宝宝（图5-2）。

室内防霾不要忽视

雾霾不仅来自室外，还来

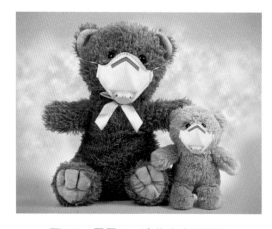

图5-2　雾霾天，请关注孩子健康

自室内，如厨房油烟、室内抽烟等带来的PM2.5，如果紧闭门窗，造成了室内空气不流通，室内PM2.5更不容易散发出去，因此做好室内防霾同样重要。

那么，如何做好室内防霾呢？首先，可使用空气净化器和加湿器；其次，在卧室窗台、客厅桌几、阳台等地方摆放一些绿色植物，如绿萝、虎皮兰、万年青、吊兰等；最后，要做好清洁工作，保持家居环境干净、卫生。

内服维生素A、维生素D

维生素A素有"抗感染维生素"之称，是维持呼吸道黏膜完整性的必需营养素，它不仅能提高孩子呼吸道的抵抗力，还能减少病毒、细菌的附着，可有效减少孩子患呼吸道感染的概率。维生素D则有助于激活人体免疫系统。维生素A与维生素D共同作用，能够为孩子建立一道坚实的免疫力之墙，使孩子能很好地适应外界环境的变化。

家长在购买维生素AD制剂时，建议选择带有国药准字号的产品，尽量不要选择不透明的经过遮光处理的维生素AD制剂，以免阳光照射后维生素AD氧化失效。

如何给宝宝选择口罩

家长在给孩子选择口罩时应注意以下三点：一是阻尘效率高，能够阻挡2.5微米以下的细微颗粒；二是要和孩子脸型密合，这样能防止粉尘或病原微生物由不密合处进入；三是呼吸阻力小，孩子佩戴起来不困难，呼吸顺畅。

为孩子订制的养肺防霾蔬果汁

❖ 番茄芹菜汁 ❖

原料：番茄200克，芹菜50克。

调料：柠檬汁适量。

做法：

1.番茄洗净去皮，切成小丁；芹菜洗净去叶，切成小段。

2.将番茄、芹菜一起放入榨菜汁器中榨汁，榨好后倒入杯中，加适量柠檬汁调味即可。

营养师推荐：芹菜含有丰富的铁、锌等矿物质，多吃芹菜可以增强孩子的抗病能力；而番茄富含胡萝卜素、B族维生素和维生素C，能为孩子补充维生素。

苹果胡萝卜汁

原料：苹果、胡萝卜各1根。

调料：蜂蜜适量。

做法：

1.苹果、胡萝卜洗净，去皮，切丁。

2.将苹果丁、胡萝卜丁倒入榨汁机中，加适量凉开水，开启榨汁键。

3.2分钟后，将渣过滤掉，加适量蜂蜜调味即可。

营养师推荐：胡萝卜富含各种营养物质，能提供丰富的维生素A，有明目作用，能提高孩子的抗感染能力，并利于骨骼的生长发育。

苹果草莓汁

原料：苹果200克，草莓100克。

调料：蜂蜜15克。

做法：

1.苹果洗净，去核、去皮，切块；草莓洗净，去蒂、切块。

2.将苹果块、草莓块及少许凉开水一起放入榨汁机中榨汁。

3.将榨好的果汁倒入杯中，调入适量蜂蜜即可饮用。

营养师推荐：这款果汁富含丰富的维生素C和膳食纤维，不仅具有养护肌肤、排毒瘦身的功效，还能为人

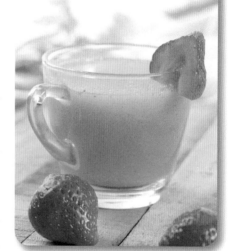

体补充丰富的矿物质。

苹果雪梨汁

原料：苹果、雪梨各200克。

调料：柠檬汁、蜂蜜各适量。

做法：

1.苹果洗净，削皮去核，切块；雪梨洗净，削皮去核，切块。

2.苹果和梨一起放入榨汁机中榨出果汁。

3.加入适量蜂蜜、柠檬汁搅匀即可。

营养师推荐：苹果被称为"全方位的健康水果"，有补心润肺、生津解毒、益气和胃的作用。这款果汁既能作为孩子身体补充维生素，又有润肺化痰、消食排毒的作用。

菠萝梨汁

原料：梨150克，菠萝200克。

调料：蜂蜜适量。

做法：

1.将梨洗净，切块；菠萝去皮、洗净，切块，用淡盐水浸泡片刻。

2.把梨块、菠萝块及适量凉开水一起放入榨汁机中榨汁。

3.倒入碗中，根据自己的口味调入蜂蜜，即可饮用。

营养师推荐：这款果汁酸甜可口，有良好的清热解暑、生津止渴、开胃消食的功效。

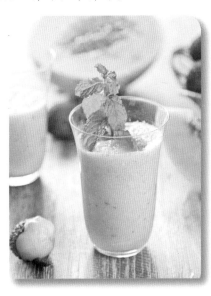

荔枝哈密瓜汁

原料：荔枝100克，哈密瓜150克。

做法：

1.荔枝去皮、去核，清洗干净。

2.哈密瓜去皮、去籽、洗净，切成小块。

3.将荔枝、哈密瓜一起放入榨汁机中，加少许温水榨汁即可饮用。

营养师推荐：这款果汁口感香甜，深受孩子们的欢迎，尤其适合雾霾天饮用。

老人养肺防霾特别关注

雾霾来袭，老年人的肺最易受伤

人步入老年后，身体各项功能开始衰退，免疫力也开始下降。雾霾天气里，污染颗粒极易入侵老年人的肺部，使其肺功能受到伤害。一些老年人有晨练的习惯，而早晨正是雾霾最严重的时段，外出锻炼反而会影响老年人身体健康。

雾霾天气会对老年人产生很大的危害，尤其是心肺功能差的老年人，雾霾天气更易发生呼吸系统和心血管系统疾病，应重视起来（图5-3）。

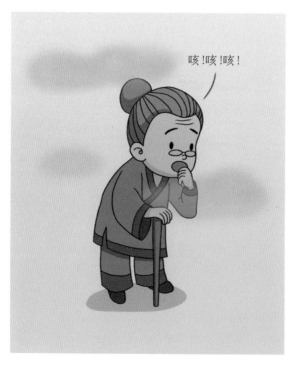

图5-3　雾霾天，请关注老年人健康

养肺——抗霾润燥防癌

呼吸系统疾病

PM2.5会通过呼吸系统进入人体，其中大部分会沉积在肺泡中，影响肺部的换气功能，降低呼吸道的防御功能，诱发呼吸道炎症。加上老年人的免疫功能较低，对外界环境的变化十分敏感。如果长期处于高浓度的PM2.5环境中，极易诱发呼吸系统疾病，如咳嗽、咽喉发痒、胸闷、气短、喘憋等不适，还会导致支气管炎、肺炎、肺气肿，严重的甚至会引起呼吸衰竭。

心血管疾病

雾霾天气不仅危害着老年人肺部功能，同时也威胁着老年人心血管的健康。雾霾天由于气压较低，空气中的含氧量下降，而老年人的心肌细胞萎缩，脑部容易出现供血不足。尤其是从温暖的室内走到寒冷的室外，潮湿寒冷的空气会刺激血管收缩，易导致血压波动、心脏负荷加重和心肌供血不足，甚至造成脑出血、心肌梗死等心血管意外的发生。

老年人防霾养肺有妙招

老年人的免疫能力相对成年人较弱，是雾霾呼吸道疾病的易感人群，日常生活中应做好养肺防霾的工作，减少雾霾对身体的伤害。

坚持体育锻炼，雾霾天不外出

老年人养肺的关键在于增强机体免疫力，体育锻炼无疑是最佳的选择。老年人应根据自身体质来选择适合自己的运动方式，如游泳、跑步、太极拳、健身舞、气功等。

此外，雾霾天气老年人应尽量避免户外活动和去人多的地方，尤其是有气管炎、鼻炎等呼吸系统疾病的患者最好不要外出。外出时一定要戴上专业的防雾霾口罩，注意不要选择密闭性过强的口罩，以免引起呼吸不畅。

对于有晨练习惯的老年人，应改变晨练的时段，不要在雾霾最严重的早晨出去锻炼，可以在室内适当活动身体。

补充维生素，增强抵抗力

老年人对钙的需求量很大，由于持续的雾霾天气阳光照射较少，应适量补充维生素D。日常生活中，富含维生素D的食物包括豆腐、牛奶、乳酪、黄花鱼（及其他海鱼）、动物肝脏、瘦肉、蛋黄、坚果。此外，老年人还应多吃一些富含维生素A和维生素E的蔬菜和水果，如紫甘蓝、紫薯、番茄、豆类、菠菜、葡萄、橘子等。

接种疫苗

雾霾天气，老年人很容易受到肺炎球菌的感染而引发呼吸系统疾病。由于老年人免疫功能较低，一旦患上肺炎，治愈的难度较大，并且还可能使原有的慢性病失控，反过来又会加重感染。因此，老年人最好接种流感疫苗，尤其是体质较差者或患有心血管疾病、糖尿病、冠心病、慢性呼吸道疾病的老年人，更应该每年接种一次流感疫苗。

戒烟

老年人吸烟的危害比成年人还要严重，吸烟不仅伤害了肺部，还会使呼吸系统的功能下降，这样雾霾来袭时，吸烟的老年人比不吸烟的老年人更易患肺炎、肺癌。因此，老年人最好戒烟，不要让自己的肺脏雪上加霜。

为老年人订制的养肺防霾佳肴

薏苡仁小米粥

原料：薏苡仁60克，小米120克。

调料：红糖适量。

做法：

1.薏苡仁洗净，用清水浸泡2小时；小米淘洗干净。

2.锅中加适量清水，放入薏苡仁、小米一起煮粥。

3.粥熟后，放少许红糖，搅拌均匀，稍煮即可。

营养师推荐：这款粥兼具薏苡仁和小米的功效，老年人经常食用可改善虚弱、增强体质，有助养身、防霾。

猪肺萝卜粥

原料：猪肺、白萝卜各100克，糯米150克。

调料：葱花、姜末、胡椒粉、香油、料酒、盐各适量。

做法：

1.猪肺处理干净，切成丝，焯水备用；白萝卜去皮、洗净，切成丝；糯米淘洗干净。

2.锅中加适量清水，放入糯米、猪肺丝、白萝卜丝、姜末、料酒一起熬煮。

3.至粥熟，加盐、胡椒粉调味，最后加少许香油及葱花即可。

营养师推荐：猪肺、白萝卜、糯米都是养肺防霾的好选择，这款粥非常适合老年朋友食用。

鸭血鱼片粥

原料：鸭血、鲫鱼肉各100克，粳米150克。

调料：葱花、姜末、香油、盐各适量。

做法：

1.鸭血、鲫鱼肉分别处理干净，切成片。

2.锅中加适量清水，放入鲫鱼片、葱花、姜末，加适量盐调味，大火煮沸后改小火煮至鱼肉七成熟。

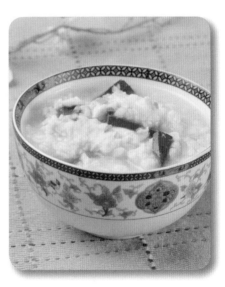

3.将鸭血和洗净的粳米倒入鲫鱼汤中，大火熬煮成粥，加少许香油即可。

营养师推荐：这款粥营养丰富，易于消化，有良好的明目补血、养身益气等功效，尤其适合雾霾天时食用。

双耳乌鸡汤

原料：水发黑木耳、银耳各100克，乌鸡肉400克。

调料：葱段、姜片、胡椒粉、料酒、盐各适量。

做法：

1.水发黑木耳、银耳洗净，撕成小朵；乌鸡肉处理干净，剁成块。

2.砂锅中加适量清水，放入乌鸡肉、黑木耳、银耳、葱段、姜片、料酒，大火煮沸。

3.改小火炖至乌鸡肉熟烂，加少许盐、胡椒粉调味即可。

莲子百合煲鸡蛋

原料：莲子15克，百合20克，鸡蛋2个。

调料：白糖适量。

做法：

1.莲子、百合分别洗净，放入清水中泡软备用。

2.砂锅中加适量清水，放入泡软的莲子和百合，小火煮至莲子熟烂。

3.将鸡蛋打入锅中，加白糖调味，继续煮熟即可。

营养师推荐：这款菜除含有多种维生素、微量元素外，还含有莲子碱、芳香苷等物质，有良好的养心、镇静、安神等功效。

猪血豆腐菠菜汤

原料：猪血、豆腐各50克，菠菜100克。

调料：鸡精、盐各适量。

做法：

1.豆腐、猪血分别洗净，切成小块。

2.菠菜洗净，切成段，入沸水中焯一下。

3.锅中加适量清水，放入豆腐、猪血、菠菜一起炖煮，最后加适量鸡精、盐调味即可。

营养师推荐：豆腐中富含钙元素，菠菜中富含维生素E，猪血含丰富的血浆蛋白，这款汤能全面增强老年人的体质。

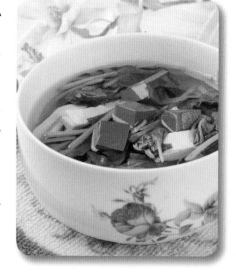

驾车族养肺防霾特别关注

驾车如何隔绝PM2.5

雾霾天在户外出行需要做好防护，那是不是开车出行就能远离雾霾困扰呢？相关研究发现，雾霾天气车内悬浮微粒等污染物质的含量要比车外高。所以，驾车族也应做好养肺防霾的工作，将PM2.5的危害降到最低。

少开车窗，车中戴口罩

在开车过程中，尤其是在空气质量较差的市区地段，要尽量少开或者不开车窗。由于雾霾天空气质量差，再遇上堵车，空气污染指数将会更高，如果开启车窗，空气中高浓度的悬浮污染物或可吸入颗粒物容易随着车窗进入车内。另外，在开车过程中，最好戴上口罩，减少雾霾对人体的危害。最好在开车前或到达目的地后，找一个空气相对清新的地方，打开天窗，给车内补充一些新鲜的空气。

使用空气净化器

为了减少雾霾等有害物质的入侵，车中可适当使用空气净化器。购买时，尽量选择大品牌、质量过硬、安全性高、净化效果好的空气净化器（图5-4）。

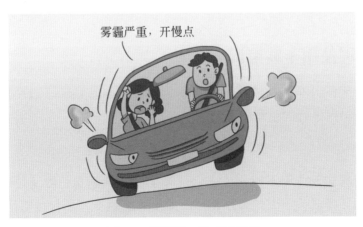

图5-4　雾霾天，请减速慢行

车中放置一些植物或果皮

车里可以放置一些小的植物，如芦荟、吊兰、虎尾兰、常春藤等，不仅可以净化车内空气、除味，还可起到装饰的作用。此外，车里放置一些橙子皮、柚子皮等果皮，也可起到净化空气、去除异味的作用。

另外，车内最好不要放置绒毛物品，如娃娃、抱枕等。因为这些绒毛物品很容易累积灰尘和尘螨，会影响车内的空气质量。

不要在车内吸烟和饮食

在车内吸烟不仅影响呼吸系统健康，并且烟味也不易散去，对车内空气质量会造成很坏的影响，尤其遇到雾霾天气，更不要在车内吸烟。

车内饮食不仅会残留食物碎屑而造成细菌滋生，而且会产生异味，影响车内环境。

注意驾车安全

> 雾霾天污染颗粒容易附着在车窗玻璃上，影响视线，所以开车前应将挡风玻璃、车头灯和尾灯擦干净。雾霾天开车时，注意速度不要过快，并和前面车辆保持足够的车距，以免发生危险。另外，驾车族若在雾霾较轻的地段行驶时，可以开启示宽灯或近光灯；若雾霾较重，建议开启防雾灯；若雾霾能见度极低，建议开启双闪灯。

如何合理使用车载空调

雾霾天气开车时，外面的空气受到严重污染，如何正确使用车载空调，保证车内良好的空气质量呢？

使用内循环

遇到雾霾天气开车时，为了保证车里的空气质量，应及时将空调切换到内循环模式，不要打开外循环。即使外面温度较低，也要开启空调，并调节成"内循环"模式，保证能呼吸到较为干净的空气，这样可有效地使车内空气流通，还可阻止车外的有害气体和灰尘进入车里，在一定程度上能把雾霾挡在车外。同时开启内循环时空调本身有过滤作用，可降低车内悬浮颗粒物的浓度。

当周围车辆较少、空气质量较好时，可以打开外循环一段时间，让车内外空气流通。因为如果长时间使用内循环，会使车内含氧量下降，易造成车里的人缺氧。

另外，当车在高速公路上行驶时，在车内待的时间较长，会感觉车内空气浑浊，也可以开一会儿外循环，让外面的空气进来一些（图5-5）。

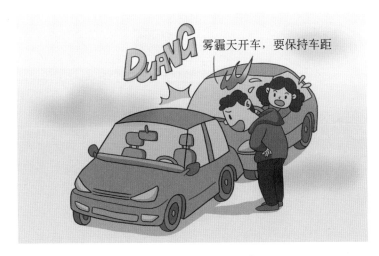

图5-5　雾霾天，请保持车距

及时清理或更换空调滤清器

空调滤清器在经过长期使用后，吸附了许多浮尘颗粒物，特别是雾霾天气的频繁出现，空调滤清器更易积聚有害物质。如果不及时清洗，不仅会使空气过滤效果变差，使空调系统内滋生各种病菌，影响车内人员的身心健康，也会加剧发动机的磨损。

此外，随着时间的推移，空调滤清器的净化效果会减弱，应定期更换空调滤清器才能保证车内空气质量，建议一年最好更换两次滤清器。

选用升级版的空调滤清器

多数车辆都会装配空调滤芯，普通的空调滤清器一般只能起到过滤灰尘的作用，而对空气中的悬浮微粒及雾霾颗粒物往往起不到有效的过滤作用。雾霾严重时，普通的空调滤清器根本无法发挥作用。因此，建议车主在选择空调滤清器时，最好选择加入活性炭成分的滤芯材料，这样不仅能有效过滤空中的悬浮颗粒物，同时还可吸附空气中的异味。

为驾车族订制的养肺防霾佳肴

红枣菠菜粥

原料：菠菜100克，红枣30克，粳米150克。

调料：盐少许。

做法：

1.菠菜洗净，切成段；红枣洗净，去核；粳米淘洗干净。

2.锅中加适量清水，放入粳米、红枣一起煮粥。

3.待粥八成熟时，放入菠菜，继续煮至粥熟，加盐调味即可。

营养师推荐：这款粥简单易学，有补血养虚、防霾通便等功效。

海米香干芹菜

原料：芹菜300克，海米50克，香干、胡萝卜、鲜香菇各30克。

调料：葱花、姜末、香油、盐各适量。

做法：

1.将芹菜择洗干净，切成小段，焯熟备用；海米洗净，用沸水泡软。

2.将香干切成小段，胡萝卜去皮、洗净、切丝，鲜香菇洗净、切成小块。

3.锅中倒油，烧至七成热，下葱花、姜末、海米爆香备用。

4.将其余食材一起放入碗中，倒入炸好的海米，加少许盐调味、拌匀即可。

芹菜翠衣炒鳝片

原料：芹菜、西瓜皮各150克，鳝鱼200克。

调料：葱花、蒜片、淀粉、植物油、料酒、盐各适量。

做法：

1.鳝鱼处理干净，切成片；西瓜皮洗净，切成条；芹菜洗净切段，入沸水中略焯，捞出沥水。

2.锅入油烧热，下葱花、蒜片炝锅，倒入黄鳝片、料酒翻炒至六成熟。

3.放入芹菜段、西瓜皮条，翻炒至熟，加适量盐调味，最后用水淀粉勾芡即可。

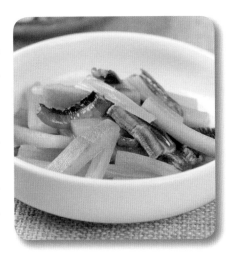

红豆莲藕汤

原料：莲藕500克，红豆100克。

调料：盐适量。

做法：

1.将红豆洗净，用清水浸泡40分钟；莲藕洗净，去皮洗净，切块。

2.锅中加适量清水，放入红豆和莲藕，大火煮沸，关火，整锅倒入提前预热好的电炖锅内，盖上锅盖，通电，大火炖2小时，加适量盐调味即可。

营养师推荐：红豆可补气养血，莲藕能健脾润肺。经常食用能帮助驾车族缓解亚健康不适感，提高机体抵抗力。

萝卜芹菜鲫鱼汤

原料：萝卜550克，鲫鱼350克，芹菜50克。

调料：姜片、胡椒粉、意大利纯橄榄油、鸡粉各适量。

做法：

1.萝卜洗净，去皮，切块；芹菜洗净，切段；鲫鱼清理干净。

2.锅中倒油，烧至七成热，放入鲫鱼，煎至双面金黄。

3.锅中加适量清水，放入姜片，大火煮沸，放入鲫鱼、萝卜，再次煮沸，改小火煮45分钟，放入芹菜段，加适量鸡粉调味，撒入适量的胡椒粉即可。

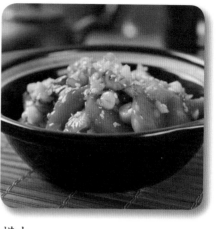

南瓜果仁碎

原料：南瓜200克，核桃仁、腰果各50克，松子仁、白芝麻、花生仁各20克。

调料：植物油、香油、鸡精、盐各适量。

做法：

1.果仁洗净沥干水分、切碎；南瓜洗净后去皮、去瓤、切块。

2.锅入油烧热，倒入南瓜块，炸熟后捞出。

3.砂锅中加适量清水，倒入南瓜块、五仁碎，加香油、鸡精、盐调味，小火熬至汤汁浓稠即可。

营养师推荐：这道菜中营养素非常丰富，能全面为人体补充营养，增强免疫力。

上班族养肺防霾特别关注

空调房里的养肺防霾经

空调房里的空气质量不好，有害病菌、病毒较多，如果长期处在空调房里，会危害呼吸系统的健康。并且由于空调开启时，门窗是关闭紧密的，房间内氧气浓度相对较低，易造成人体缺氧，影响呼吸系统功能。随着雾霾天气频繁出现且有愈来愈加剧的趋势，更会增加呼吸道感染的概率。那么，长期在空调房里的人该如何养肺防霾呢？

补充充足的水分

人需要补充适量的水分，才能保证肺部和呼吸道维持健康正常的功能，尤其是在干燥的冬季以及长期处在湿度较低的空调环境中。当出现呼吸道干痒不适、咳嗽、痰多时，更应注意补充水分。另外，还应多吃新鲜蔬菜水果，补充维生素C。

多进行有助于心肺功能的运动

进行有规律的强健心肺功能的运动，能有效促进呼吸道健康，强健肺部功能。深长的呼吸有利于增加肺活量，延缓肺脏老化。每天坚持半小时中等强度运动，可以促进胸中浊气排出，使全身气血通畅，提高自身抵抗力。另外，练习气功、瑜伽也是不错的方法，还可以做一些拉伸运动。

养几盆绿色植物

长时间处在空调房里的人，可以在室内放几盆绿色植物，如绿萝、吊兰、滴水观音、芦荟等。这些植物既可起到美化环境、调节心情的作用，又可以净化空气、吸收有害物质和粉尘。

保持愉悦的心情

保持良好心态是养肺的一剂良方。心情舒畅，人体气机舒畅，身体免疫力才会增强。相反，如果长期心情压抑、沮丧，也会影响肺脏的排毒能力。

雾霾天空调不要开启换气功能

一般办公室中的空调不具备与外界空气对流的功能，雾霾天开空调不会对室内空气造成污染。而有一部分空调有换气功能，这类空调在换气时，室外的PM2.5就会趁机侵入室内。所以，在雾霾天气下，这类空调最好不要打开换气功能以免会加重室内污染。

户外工作者如何养肺防霾

预防雾霾最直接的办法就是减少户外活动，而对于长期在户外工作的劳动者，尤其是对于交警、快递员、环卫工人等来说，越是雾霾天就越是需要他们工作的时候。在雾霾环境中长时间工作，很容易吸附有毒颗粒。再者，对于从事劳动强度大的户外工作者，由于呼吸频率快，吸入有害气体较多，容易刺激呼吸道黏膜，引发呼吸道感染，导致咳嗽，甚至支气管炎。因此，对于户外工作者来说，做好养肺防霾的工作尤为重要。

隔离防护

户外工作者如果在雾霾天不戴口罩，就如同吸毒一般。在口罩的选择上，应选择KN90、KN95、N95级别的口罩，并适合自己脸型的，以免不密合而导致泄漏。

做好头发防护

雾霾天气，应做好头发的防护，因为头发也会吸附雾霾中的悬浮颗粒，而悬浮颗粒可通过毛囊孔进入人体。因此，雾霾天气不要忽略对头发的防护。在雾霾严重的天气，对于长发的女性，可以用丝巾围一下；对于男士，则可以戴帽子来防止头发吸附雾霾。

此外，雾霾严重的天气，还应增加洗头发的次数，并尽量选择含有绿茶、薄荷等植物成分的洗发水，尽量不要使用含油脂的滋润型洗发水。

雾霾天穿衣有讲究

雾霾天穿衣也是有讲究的，有些材质的衣服，如羊毛绒大衣、毛料大衣等，容易吸附更多的有毒颗粒，应尽量少穿这类衣服。可以穿表面光滑的衣服，如羽绒服、防水外套、风衣等。回家时应在室外拍打一下衣服，进屋后及时将外套脱下（图5-6）。

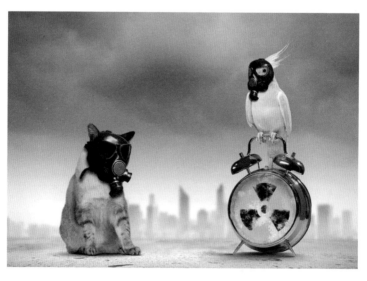

图5-6　雾霾严重，防护很重要

回家后及时清洁肌肤

雾霾中的悬浮颗粒一般会吸附在肌肤表面，减少有毒颗粒对肌肤伤害的最行之有效的方法就是清洁肌肤。宜用40℃左右的温水清洁肌肤，并搭配使用温和保湿型的洁面产品，尽量不要使用磨砂性洁面产品，以免使肌肤表面受损。

清洁面部肌肤时，应待温水将肌肤毛孔打开后，以打圈的方式用指腹轻轻揉搓清洁，并在鼻翼等较易生成黑头粉刺的地方多清洁10～20秒，以免雾霾中的有毒颗粒残留在肌肤上。

除了做好肌肤的清洁工作外，还要注意面部护肤品的使用。不仅要使用水、乳、精华、面霜等护肤，还需要使用防晒隔离等产品，并且一定要选择清爽不黏腻的护肤及隔离产品，以减少雾霾颗粒的附着。

补充抗氧化剂

对抗严重的雾霾天气，还应及时清理体内产生的自由基，而对抗自由基的唯一有效方法就是补充抗氧化剂。因此，户外工作者应多吃一些富含抗氧化剂成分的食物，如花椰菜、菠菜、番茄、胡萝卜、山竹、石榴、蓝莓、樱桃、坚果、鲑鱼、红酒等。另外，户外工作者宜多吃些黑木耳，能吸附、清除体内的有害物质。

户外工作者要注意休息

户外工作者平时应保证充足的休息，这样才能保证机体的正常代谢功能，及时排出体内的毒素。另外，户外工作者白天工作时最好每隔1小时就到空气质量良好的室内休息一会儿，摘下口罩呼吸一下新鲜的空气，以免长时间戴口罩引起缺氧。

为上班族订制的养肺防霾佳肴

罗汉果雪梨粥

原料：粳米200克，雪梨150克，罗汉果50克。

做法：

1.雪梨洗净，去皮、去核，切成滚刀块；粳米淘洗干净。

2.电饭锅中加适量清水，放入罗汉果，煮约10分钟，加入粳米，继续煮30分钟，放入雪梨块，再煮10分钟即可。

营养师推荐：罗汉果和雪梨均有润肺功效，两者结合，养肺防霾效果尤佳。

绿豆芽炒韭菜

原料：绿豆芽、韭菜各200克。

调料：植物油、料酒、味精、盐各适量。

做法：

1.将绿豆芽洗净，韭菜洗净、切段。

2.锅中倒油，烧至七成热，下绿豆芽，烹入料酒，大火快炒。

3.放入韭菜段，撒入盐、味精，翻炒均匀，出锅装盘即可。

营养师推荐：绿豆芽不仅能促进胆固醇排泄，其所富含的天冬氨酸还有利于乳酸分解。这款菜白绿分明、脆嫩爽口，可促进胃肠蠕动、预防便秘、瘦身减肥。

山药百合炖带鱼

原料：带鱼300克，山药100克，百合20克。

调料：葱花、姜片、料酒、盐各适量。

做法：

1.带鱼处理干净，切成块；山药去皮、洗净，切成片；百合洗净，掰成小块。

2.锅中加适量清水煮沸，放入带鱼、姜片、山药、料酒，大火煮沸后改小火慢炖。

3.炖至带鱼熟后加百合炖熟，加

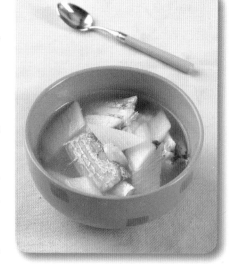

少许盐调味，撒上葱花即可。

营养师推荐：这款菜具有滋阴润肺、防霾安神等功效，非常适合上班族及户外工作者食用。

❄ 三菇鲜菌汤 ❄

原料：平菇150克，水发口蘑、草菇各100克。

调料：香菜末、高汤、料酒、白糖、盐各适量。

做法：

1.平菇、草菇分别洗净，切成段。

2.水发口蘑去根洗净，放入沸水中焯一下捞起，再放入冷水中过凉。

3.将平菇、口蘑、草菇放入炖盅内，加入高汤、盐、料酒，盖上盖，上笼蒸熟取出，撒入香菜末即可。

❄ 无花果百合瘦肉汤 ❄

原料：百合30克，无花果5个，北沙参15克，猪瘦肉20克，陈皮1片。

调料：盐适量。

做法：

1.无花果洗干净，对半剖开；猪瘦肉洗净，切块；北沙参、陈皮和百合洗净。

2.锅中加适量清水，大火煮沸，将所有的材料一起放入锅中，改中火煲约2小时，加少许盐调味即可。

营养师推荐：北沙参、百合和无花果都有养阴润肺、润燥清咽的作用，加上燥湿化痰的陈皮，非常适合雾霾天食用。

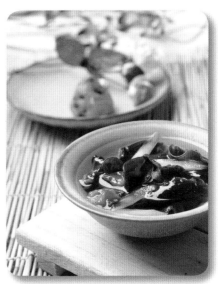

❄ 黑木耳芦笋汤 ❄

原料：黑木耳200克，芦笋50克。

调料：香油、味精、盐各适量。

做法：

1.将黑木耳泡发后洗净、撕成小朵；芦笋洗净后切成片备用。

2.锅中加适量清水，煮沸后倒入黑木耳和芦笋片，加适量味精和盐调味，继续煮3分钟，最后淋入香油即可。

营养师推荐：这款汤制作简单，雾霾天时不妨经常食用，不仅能促进身体排毒，还有很好的降压通便、防癌瘦身的功效。